Zur Kenntnis der Narbenstrikturen und Narbenverschlüsse nach Intubation.

Nach Beobachtungen im Leipziger Kinderkrankenhause.

Von

Dr. med. Friedrich Lehnerdt.

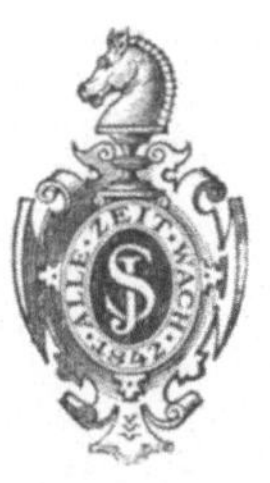

Springer-Verlag

ISBN 978-3-662-38956-0   ISBN 978-3-662-39909-5 (eBook)
DOI 10.1007/978-3-662-39909-5

Durch die grundlegende Arbeit von J. v. Bókay über das Intubationstrauma aus dem Jahre 1901 [1]) und die im gleichen Jahre stattfindenden Verhandlungen der Gesellschaft für Kinderheilkunde in Hamburg [2]), wo der damalige Stand der Intubation behandelt wurde, hat die Diskussion über die ganze Intubationsfrage einen gewissen Abschluß erreicht, insofern wenigstens, als sich damals fast alle Intubatoren, die an einem größeren Materiale die Intubation geübt hatten, nach den seit Einführung dieser Operationsmethode bis 1901 gemachten Erfahrungen für die Beibehaltung dieses unschätzbaren Hilfsmittels zur Heilung der diphtherischen Stenosen aussprechen mußten. So nimmt heute die Intubation an fast allen Kinderkrankenhäusern vor der primären Tracheotomie den unbedingten Vorrang ein. Die Frage der Berechtigung der Intubation als eines der Tracheotomie mindestens ebenbürtigen, in vieler Hinsicht dieser sogar überlegenen Operationsverfahrens dürfte endgültig erledigt sein.

Es wäre daher müssig, die große Anzahl der bereits vorhandenen Intubationsstatistiken noch um eine weitere vermehren zu wollen. Das Hauptinteresse der modernen Intubatoren dürfte vielmehr darauf gerichtet sein, die Schattenseiten, die schließlich jeder Operationsmethode, so auch der Intubation anhaften, nach Möglichkeit zu beseitigen, ich meine hiermit das Intubationstrauma im weitesten Sinne des Wortes. Unter den verschiedenen unter diesem Sammelbegriff zusammengefaßten Schädigungen gehören die nach langdauernder Intubation auftretenden Narbenstenosierungen zu den schwersten.

Gibt es doch nichts deprimierenderes für einen Intubator, als wenn er sehen muß, wie nach vorhergegangener längerer

---

[1]) J. v. Bókay, Über das Intubationstrauma. Deutsche Zeitschr. f. Chirurgie 1901, Bd. 58.

[2]) Verhandlungen der 18. Versammlung der Gesellschaft f. Kinderheilk. in Hamburg 1901.

Intubation, nach Sistierung derselben infolge vorgenommener Sekundärtracheotomie oder ohne dieselbe, allmählich eine Narbenstenose im Larynx sich ausbildet, oder wenn er gar von einer solchen überrascht wird, und bei einer schließlich aus irgend einem Grunde vorgenommenen Intubation auch der kleinste Tubus nicht mehr eingeführt werden kann, und womöglich die Stenosierung schon eine impermeable geworden ist. Dann bedarf es einer monate-, oft jahrelangen mühevollen Behandlung, bei der die Kinder vielfach interkurrenten Krankheiten erliegen. In vielen Fällen bleibt jede Behandlung erfolglos, so daß die Kinder ihr Leben hindurch Kanülenträger bleiben müssen und damit meist einem frühen Tode geweiht sind.

Es ist auffallend, daß in vielen Arbeiten, die sich mit der Intubation beschäftigen, gerade diese Fälle oft äußerst kurz behandelt sind. In dem Materiale der meisten Kinderkrankenhäuser, an denen intubiert wird, finden sich vereinzelte Fälle, sie werden zwar erwähnt und ihr Vorkommen bedauert, aber genauere Einzelheiten erfahren wir nur selten, und doch ist die genaue Kenntnis möglichst zahlreicher solcher Fälle das einzige Mittel, derartige Vorkommnisse in Zukunft verhüten zu können.

Bei der verhältnismäßig geringen Anzahl solcher in der Literatur veröffentlichter ausführlicher Berichte dürfte es daher nicht ohne Interesse sein, die am Leipziger Kinderkrankenhause beobachteten Narbenstrikturen und Narbenverschlüsse nach Intubation im folgenden zusammenzustellen.

Die über die Intubation am Leipziger Kinderkrankenhause gesammelten Erfahrungen sind in drei Arbeiten von Thümer[1]), Carstens[2]) und Rahn[3]) niedergelegt. Thümer (1904) gibt eine umfangreiche statistische Übersicht über eine zehnjährige Intubationsperiode seit Einführung der Intubation im Kinderkrankenhause, am 15. September 1892, bis zum 15. September 1902, Carstens (1894) schildert die erste Intubationszeit unter der

---

[1]) Thümer, Zur Behandlung der diphtherischen Stenosen, Jahrb. f. Kinderheilk., Bd. 59, 1904.

[2]) Carstens, Über das Verfahren der Intubation bei der diphtherischen Kehlkopfstenose, Jahrb. f. Kinderheilk., Bd. 38, 1894.

[3]) Rahn, Tracheotomie und Intubation als Stenoseoperation usw., Jahrb. f. Kinderheilk., Bd. 55, 1902.

Heubner'schen Direktion (bis Oktober 1894), und Rahn (1902) vergleicht die Tracheotomie und Intubation als Stenoseoperationen, wobei die Indikationen für beide Verfahren, wie sie unter der Soltmann'schen Leitung des Kinderkrankenhauses (vom Oktober 1894 ab) gehandhabt wurden, ausführlich erörtert sind.

Ich kann daher bezüglich der bei uns geübten Behandlungsweise des Kehlkopfkrupps auf diese drei Arbeiten verweisen und möchte hier nur soviel davon erwähnen, als zum Verständnis des folgenden nötig ist.

In der ersten Zeit nach der Gründung des Krankenhauses, am 1. Oktober 1891, wurde jeder Kehlkopfkrupp, der einen operativen Eingriff erforderte, primär tracheotomiert. Im Herbst 1892, nach Einführung der Intubation am 15. September 1892, und das Jahr 1893 hindurch wurde nur die Intubation geübt, es wurden in diesem Zeitraume keine primären oder sekundären Tracheotomien ausgeführt. Vom Jahre 1894 ab trat zur unbedingten Intubation noch in einigen Fällen die sekundäre Tracheotomie hinzu, und erst 1898 trat auch die primäre Tracheotomie wieder in ihr Recht.

Es wird also seit dem Jahre 1898 bis heute an der Soltmann'schen Klinik in der Regel primär intubiert und nur in besonderen Fällen primär oder sekundär tracheotomiert.

Wir sehen demnach, daß im Laufe der Jahre, als Folge einer Anpassung an unser Diphthericmaterial, ein gewisser Wandel in bezug auf die Indikationsstellung zur primären Intubation, primären und sekundären Tracheotomie eingetreten ist, indem an Stelle des einen Extrems, des primären Luftröhrenschnittes, im Herbst 1892 das andere Extrem, die unbedingte Intubation, trat. Dieser Modus konnte sich nur ca. 1 Jahr lang halten, dann mußte die sekundäre und 4 Jahre später auch die primäre Tracheotomie in besonderen Fällen wieder zugelassen werden.

Die von Rahn (1902) angegebenen Indikationen für die primäre Intubation, den primären und sekundären Luftröhrenschnitt, sind bis heute im wesentlichen dieselben geblieben, nur in bezug auf die Indikation zur sekundären Tracheotomie wegen Dekubitus haben wir uns mehr den Anhängern der unbedingten Intubation genähert, die aus dieser Indikation nur dann zum Luftröhrenschnitt greifen, wenn deutliche Symptome für das Vorhandensein eines Dekubitalgeschwüres sprechen.

In der Regel wird jeder Larynxkrupp, der einen operativen Eingriff erfordert, primär intubiert.

Von der primären Intubation wird abgesehen:

1. In allen Fällen schwerer Sepsis,
2. bei descendierendem Krupp,
3. bei pharyngealer Dyspnoë durch Ausdehnung des diphtherischen Prozesses in Mund und Rachen,
4. bei sehr schwerem Allgemeinzustand und Darniederliegen der Kräfte (Komplikationen von seiten des Herzens und der Lungen, darunter auch die verschleppten Fälle mit abgearbeitetem Herzen),
5. bei pastösen, kurzhalsigen Kindern unter 2 Jahren (Rachitis).

Was die Indikation zur sekundären Tracheotomie betrifft, so entschließen wir uns dazu in folgenden Fällen:

1. Wenn die Intubation keine Besserung schafft und die Stenoseerscheinungen fortbestehen oder zunehmen (häufige Verlegung durch Membranen, mangelhafte Expektoration),
2. bei Eintritt von Komplikationen mit schwerer Pneumonie und Verschlechterung des Allgemeinbefindens,
3. wegen Tubendekubitus.

Als Hauptsymptome für den Intubationsdekubitus sind anzugeben:

1. Das Kürzerwerden der tubusfreien Intervalle, indem nach jeder folgenden Extubation die stenosefreie Zeit immer kürzer wird, bis zuletzt fast momentan die Reintubation nötig wird,
2. das häufige Aushusten des Tubus nach längerer Intubationsdauer.

Von anderen Autoren werden noch die Schwarzfärbung des Metalltubus, Schmerzen spontan oder bei Druck auf den Kehlkopf und blutig gefärbter Auswurf nach der Intubation als Symptome des Dekubitus angegeben. Sie zeigten sich aber öfters auch bei Kindern, die zweifellos kein Druckgeschwür hatten, und lassen sich wohl überhaupt nur in Verbindung mit den sub 1 und 2 angeführten Kardinalsymptomen zur Sicherung einer Diagnose auf Dekubitalgeschwür verwerten.

Von Intubationsbestecken wird in erster Linie die Heubner-Carstenssche Modifikation des O'Dwyerschen Originals benutzt, häufig auch das Bauersche, seltener die O'Dwyerschen Original-tuben und die Trumppschen Tuben, fast gar nicht die kurzen französischen.

Die Intubation wird im Liegen ausgeführt nach Heubner-Carstens.[1] Wir haben allen Grund, mit diesem Verfahren zu-frieden zu sein, da man hierbei das Kind absolut sicher in seiner Gewalt hat. Es ist vielleicht auch dem zuzuschreiben, daß bei uns schwere mechanische bei Einführung des Tubus entstandene Verletzungen abgesehen von drei falschen Wegen ganz fehlen.

Die Extubation wird stets am Faden vorgenommen, der während der Intubationsdauer liegen bleibt. Der Extubator wird nur benutzt, wenn ausnahmsweise der Faden durchbissen und verschluckt wurde. Die Expression wird selten geübt.

Was den Zeitpunkt des Eingreifens zur primären Intu-bation betrifft, so wird sie erst dann vorgenommen, wenn die Larynxstenose konstant geworden ist, und das Kind trotz Aufenthaltes im Soltmannschen Dampfzimmer[2] und größerer Bromdosen dauernd mit schwerer Atemnot kämpft. Ebenso, wie ein vorzeitiger Eingriff perhorresziert wird, halten wir es auch für ungerechtfertigt, ja äußerst gefährlich, bis zur größten Erstickungsgefahr zu warten, zumal in solchen Fällen unlieb-same mechanische Verletzungen bei den in ihrem Lufthunger sich heftig herumwerfenden Kindern leichter vorkommen können.

Nach der I. Intubation bleibt der Tubus für gewöhnlich 36 bis 48 Stunden liegen, bis der I. Extubationsversuch ge-macht wird, dann wird nach Bedarf, unter Vermeidung zu häufiger In- und Extubationen weiter intubiert.

Die übrige lokale und allgemeine Therapie der Kehlkopf-diphtherie im Leipziger Kinderkrankenhause ist von Soltmann im Jahresbericht des Krankenhauses vom Jahre 1898 ausführ-lich geschildert. Jedes Kind wird sofort nach der Aufnahme mit Heilserum injiziert.

---

[1] Jahrb. f. Kinderheilk. 1894, mit Abbildung S. 265.
[2] Jahresbericht des Leipziger Kinderkrankenhauses 1898.

Wenden wir uns jetzt dem eigentlichen Thema, den bei uns nach längerer Intubationsdauer beobachteten Narbenstenosen zu.

Bei sorgfältiger Durchmusterung des gesamten Diphtheriemateriales von 1892 bis 1905 finden sich 16 Fälle auf 1539[1]) Operierte (nur Intubierte und Intubierte mit sekundärer Tracheotomie, ohne die primären Tracheotomien) $= 1 \%$, bei denen kürzere oder längere Zeit nach Sistierung der Intubation eine Narbenstenose auftrat.

Von diesen 16 Fällen stammen 14 aus den Jahren 1902 bis 1905, einer aus dem Jahre 1895 und einer noch aus dem Heubner'schen Material[2]), der deshalb hier ganz unerörtert bleiben soll. In den Jahren 1896 bis 1901 wurde kein einziger Fall dieser Art beobachtet.

Bei den 14 Fällen der Jahre 1902 bis 1905 hatte ich den Vorteil, die noch lebenden Kinder selbst untersuchen zu können, von den Gestorbenen und Sezierten standen mir Präparate aus der Sammlung zur Verfügung, endlich hatte ich auch Gelegenheit, einen wenn auch nur geringen Bruchteil der Fälle während meiner Tätigkeit als Medizinalpraktikant auf der Diphtheriestation des Kinderkrankenhauses selbst beobachten zu können. Über die übrigen konnte ich mich an der Hand ausführlicher Krankengeschichten und durch persönliche Besprechung mit den Stationsärzten, die seinerzeit diese Fälle behandelt hatten, hinreichend informieren. Da ein Teil der soeben erwähnten Vorbedingungen für eine zuverlässige Schilderung bei dem so weit zurückliegenden Falle des Jahres 1895 nicht zutreffen, soll er hier nicht ausführlicher erörtert werden. Erwähnt mag nur werden, daß es sich um eine Striktur leichteren Grades handelt, die nach mehreren Operationen dauernd geheilt werden konnte.

Da zwei von den 16 Fällen aus den eben erwähnten Gründen hier nicht behandelt werden sollen, wird im folgenden nur von den 14 Fällen der Jahre 1902 bis 1905 die Rede sein.

Daß ein Übersehen einer Narbenstenose während der Jahre

---

[1]) Nach den den Jahresberichten des Kinderkrankenhauses entnommenen Zahlen berechnet.

[2]) Dieser Fall wird von J. v. Bókay aus dem Leipziger Materiale Heubners erwähnt. Deutsche Zeitschr. f. Chirurgie Bd. 58, 1901, S. 447.

1896 bis 1901 ausgeschlossen ist, braucht wohl nicht erst ausdrücklich hervorgehoben zu werden.[1])

Auf die eigentümliche Verteilung der Fälle auf die einzelnen Jahrgänge werde ich weiter unten noch zu sprechen kommen.

Von den 14 Narbenstenosen der Jahre 1902 bis 1905 sind 12 permeable = Narbenstrikturen und 2 impermeable = Narbenverschlüsse.

Ich möchte die Narbenstrikturen einteilen in solche I. Grades, bei denen wenigstens die kleinste Tubusnummer noch einführbar war, die demnach auch durch systematische Intubation behandelt werden konnten, und solche II. Grades, bei denen das stenosierte Lumen nur noch feine Sonden oder Bougies passieren ließ.

Nach dieser Einteilung gruppieren sich die 14 Fälle nach dem Grade der Stenose wie folgt:

    1. Narbenstrikturen I. Grades 8
    2. Narbenstrikturen II. Grades . . . 4
    3. Narbenverschlüsse 2

                  Summe 14

Es folgen die Krankengeschichten im Auszuge, nach dem Stenosierungsgrade geordnet.

Narbenstrikturen I. Grades.

Fall I.

1. Herberth Sch., $3^1/_2$ Jahre alt, wurde am 10. Mai 1903 mit Diphtheria faucium et laryngis in das Leipziger Kinderkrankenhaus aufgenommen. Anamnese ohne Besonderheiten. Leidlich kräftiger Knabe in gutem Ernährungs- und Kräftezustande. Tonsillen, Gaumenbögen und Mund sind mit Membranen überzogen. Seruminjektion.

Wegen hochgradiger Dyspnoë wird sofort intubiert. Nach zehntägiger Intubationsdauer, während der Patient 7 mal, zusammen 230 Stunden,

---

[1]) So erwähnt auch Thümer, der das gesamte Intubationsmaterial vom 15. September 1892 bis 15. September 1902 behandelt hat, nur zwei Fälle (den Heubner'schen und den des Jahres 1895, die hier unerörtert gelassen sind). Jahrb. f. Kinderheilk. Bd. 59, S. 214.

intubiert war, wird am 20. Mai sekundär tracheotomiert. Im Anschluß an die Tracheotomie entwickelt sich unter hohem Temperaturanstieg eine Pneumonie.

Nach Rückgang der pneumonischen Erscheinungen stößt die am 23. Mai, d. h. 3 Tage post tracheotomiam, vorgenommene Kontrollintubation auf eine zirkuläre Verengerung im Larynx, die ziemlich heftigen, schwer zu überwindenden Widerstand bietet. Es gelingt aber schließlich, den dem Alter des Kindes entsprechenden III/IV. Tubus einzuführen. In der Folgezeit wird wegen der beginnenden Stenosierung alle 2 Tage anfangs für mehrere Stunden (ca. 3—4), vom 3. Juni ab wegen zunehmender Kontraktur für ca. 24 Stunden intubiert, bis am 9. Juni völlig freie Kehlkopfpassage erzielt wird. Trotzdem wegen einer vom 10.—18. Juni bestehenden schweren Herzschwäche in diesem Zeitraum jeder Intubationsversuch unterlassen werden mußte, tritt kein Rezidiv auf, sondern die am 18. Juni vorgenommene Kontrollintubation zeigt normale Verhältnisse im Larynx. 2 Tage später kann die Trachealkanüle definitiv entfernt werden, der Tubus bleibt noch einen Tag länger liegen bis zum 21. Juni.

In der Folge bleibt die Atmung dauernd frei bis zur Entlassung am 3. Juli 1903.

Fall II.

2. Helmut Z., $1^4/_{12}$ Jahre alt, wurde am 18. Oktober 1903 mit Diphtheria laryngis am 4. Tage der Erkrankung in das Leipziger Kinderkrankenhaus aufgenommen. Die Anamnese ergibt nichts besonderes. Seit der letzten Nacht besteht allmählich zunehmende Atemnot. Es handelt sich um ein mittelgroßes Kind in gutem Ernährungs- und Kräftezustande. Über den Lungen ist eine mäßige, diffuse Bronchitis nachzuweisen. Herz ohne Besonderheiten. Rachen und Tonsillen ohne Beläge. Seruminjektion.

Bald nach der Aufnahme nimmt die Dyspnoë derart zu, daß die Intubation nötig wird, aber erst nach Expektoration einer 3 cm langen schalenförmigen Membran ist die Atmung durch den Tubus frei.

Nachdem das Kind bis zum 5. November, d. h. während 18 Tagen 11 mal, zusammen $244^3/_4$ Stunden, intubiert war, ohne daß eine dauernd freie Atmung erzielt werden konnte, wird die sekundäre Tracheotomie gemacht.

Bei einer 5 Tage später vorgenommenen Kontrollintubation zeigt sich der Larynx gut durchgängig für den Tubus, aber schon nach 7 Tagen. d. h. 12 Tage nach der sekundären Tracheotomie, gelingt am 17. November die Intubation mit dem II. Tubus, mit dem das Kind bisher intubiert war, erst nach vorheriger Einführung des I. Tubus. Dabei zeigt sich ein durch leichten Druck überwindbares Hindernis im Larynx, das schon 2 Tage vorher in ganz geringem Grade angedeutet war.

In der Folge wird Patient ungefähr alle 2 Tage für 3 Stunden mit den von J. v. Bókay empfohlenen Gelatine-Alauntuben[1]) intubiert. Da

---

[1]) J v. Bókay, Neuere Beiträge zur örtlichen Behandlung der Druckgeschwüre des Kehlkopfes. Jahrb. f. Kinderheilk. 1904.

das Hindernis im Larynx unter dieser Behandlung nicht weicht, wird vom 29. November ab der Heiltubus alle 2 Tage für ca. 24 Stunden eingeführt. So gelingt es bis zum 14. Dezember, nach einmonatlicher Behandlung die Striktur zu beseitigen. An diesem Tage wird unter Zuhilfenahme der sekundären Intubation das Dekanülement gemacht, nachdem die verstopfte Fensterkanüle 24 Stunden hindurch ertragen war.

In der nun folgenden Periode sekundärer Dauerintubation werden die tubusfreien Intervalle nach den Extubationen immer länger, bis vom 18. Dezember ab der Tubus ganz entbehrt werden kann. Die Tracheotomiewunde ist inzwischen verheilt, die Stimme wieder laut und klangvoll.

Eine Kontrollintubation am 22. Dezember ergibt völlig freie Passage im Larynx.

Am 31. Dezember tritt, nachdem die Atmung 13 Tage hindurch ganz unbehindert war, von neuem Dyspnoë auf. Die aus diesem Grunde vorgenommene Intubation gelingt nicht mit dem II. Tubus-Carstens, schließlich läßt sich der I. Tubus-Bauer einführen, am Abend auch der II. Tubus-Carstens. Die Atmung bleibt jetzt ohne Tubus anfangs nur wenige Stunden frei, bald auftretende schwere Dyspnoë zwingt immer wieder zur Reintubation, bis vom 4. Januar 1904 ab der Tubus dauernd entbehrt werden kann.

Am 27. Januar erliegt Patient einer Maserninfusion, die am 12. Januar aufgetreten war, nachdem schon vom 2. Januar eine linksseitige Unterlappenpneumonie bestanden hatte.

Vor dem Exitus mußte zwar noch vorübergehend am 11., 12 und 15. Januar wegen Stenoseatmens intubiert werden, aber eine noch 5 Tage vor dem Tode vorgenommene Kontrollintubation zeigte, daß kein Rezidiv der Striktur eingetreten war.

Leider wurde die Sektion von den Eltern verweigert.

Fall III.

3. Fritz N., $1^{1}/_{4}$ Jahre alt, wurde am 30. Oktober 1903 mit Diphtheria laryngis am 6. Tage der Erkrankung in das Leipziger Kinderkrankenhaus aufgenommen. Anamnese ohne Besonderheiten. Kleines Kind in mäßigem Ernährungszustande. Die Rachenpartien sind gleichmäßig stark gerötet, aber ohne Beläge. Über den Lungen hört man diffuse feuchte und zähfeuchte bronchitische Rasselgeräusche. Herz ohne Besonderheiten.

Seit 5 bis 6 Tagen bestehen Atembeschwerden, die am 29. Oktober sehr schnell zunahmen. Bald nach der Aufnahme wird wegen schwerer Dyspnoë und tiefer inspiratorischer Einziehungen intubiert. Seruminjektion. Bis zum 7. November nehmen die Lungenerscheinungen immer mehr zu bis zur Ausbildung einer lobulären Pneumonie. Die tubusfreien Intervalle werden immer kürzer, nach den letzten Extubationen tritt fast momentane Erstickungsgefahr ein. Es wird daher nach 8 tägiger Intubationsdauer am 7. November wegen Dekubitus die sekundäre Tracheotomie gemacht. Bis dahin war Patient 7 mal zusammen für $214^{1}/_{4}$ Stunde intubiert gewesen, die tubusfreien Intervalle betrugen zusammen nur 1 Stunde. Im Anschluß an die Tracheotomie entsteht ein mäßig starkes

Emphysem der Haut und des Mediastinum, die pneumonischen Erscheinungen nehmen zu.

Schon 2 Tage nach dem Lüftröhrenschnitt stößt am 9. November die Kontrollintubation ca. 1 cm unterhalb der Stimmbänder auf einen leicht elastischen, unsicher zu überwindenden Widerstand. Derselbe Befund wird am 13. und 17. November erhoben.

Inzwischen ist das Hautemphysem und die Lungenerscheinungen zurückgegangen, der Puls ist befriedigend. Am 17. November abends tritt plötzlich eine profuse Blutung aus der Tracheotomiewunde ein, das Blut ist dunkel, anscheinend venös. Trotz sofortiger Erweiterung der Wunde läßt sich der Herd der Blutung nicht erkennen. Verblutungstod in wenigen Minuten.

Die Sektion wurde von den Eltern verweigert.

Fall IV.

4. Margarete K., $2^{10}/_{12}$ Jahre alt, wird am 6. Mai 1905 mit Diphtheria faucium et laryngis am 2. Tage der Erkrankung in das Leipziger Kinderkrankenhaus aufgenommen. Das Kind ist ziemlich schwächlich, mäßig genährt. Über den Lungen sind ziemlich zahlreiche feuchte bronchitische Geräusche zu hören. Herz ohne Besonderheiten. Die Tonsillen sind gerötet, geschwollen, beiderseits mit schmierigen Belägen bedeckt. Seit der letzten Nacht besteht erhebliche, allmählich zunehmende Dyspnoë, die bald nach der Aufnahme so bedrohlich wird, daß intubiert werden muß.

Mehrfache Selbstextubationen durch Herausziehen des Tubus am Faden. Da nach $279^1/_2$ stündiger Intubationsdauer, auch trotz großer Bromdosen, die Atmung ohne Tubus nicht frei bleibt, wird am 23. Mai sekundär tracheotomiert. Bis zum folgenden Tage entsteht ein ausgedehntes Hautemphysem besonders im Gesicht, in der Hals- und Brustgegend, weniger auf dem Rücken. Die Bronchitis hat sehr erheblich zugenommen, die Sekretion ist sehr reichlich.

Eine am 25. Mai vorgenommene Kontrollintubation ergibt normale Passage im Larynx. 5 Tage später, am 30. Mai findet die Kontrollintubation ein deutliches, aber mit dem dem Alter des Kindes entsprechenden Tubus überwindbares Hindernis. Dasselbe muß anfangs bei den nunmehr täglich für mehrere Stunden vorgenommenen Kontrollintubationen unter Anwendung einiger Gewalt überwunden werden, bis nach 3 wöchentlicher systematischer Intubation am 21. Juli die Passage im Larynx wieder völlig normal ist. Schon 5 Tage vorher, am 16. Juli, gelingt das definitive Dekanülement; das anfangs durch eine interkurrente Pneumonie und durch eine ausgedehnte Bronchitis mit sehr reichlicher Sekretion erschwert war.

Bis zur Entlassung, am 10. Juli, werden noch fast einen Monat hindurch die Kontrollintubationen in größeren Zwischenräumen fortgesetzt, ohne daß ein Rezidiv festzustellen gewesen wäre.

Fall V.

5. Leonie Z., $2^1/_2$ Jahre alt, wurde am 29. Oktober 1905 mit Diphtheria laryngis am 3. Tage der Erkrankung in das Leipziger Kinderkrankenhaus

aufgenommen. Das Kind ist gut genährt und kräftig, die Rachenorgane sind lebhaft gerötet, aber frei von Belägen. Lungen und Herz ohne Besonderheiten. Wegen der seit letzter Nacht bestehenden Dyspnoë, die immer mehr zunimmt, wird sofort nach der Aufnahme die Intubation nötig. Nach 6maliger Intubation, zusammen für 184 Stunden, wird wegen deutlicher für Dekubitus endolaryngealis sprechender Symptome die sekundäre Tracheotomie gemacht (6. November).

Schon einige Tage vor dem Luftröhrenschnitt war eine ausgedehnte Bronchitis aufgetreten, die Temperatur war nur mäßig erhöht. Am Tage nach der Tracheotomie steigt die Temperatur steil an, die Lungenerscheinungen nehmen zu.

Am 8. November, 2 Tage nach der Tracheotomie, gelingt die Intubation weder mit dem II. Tubus, noch mit dem I. Tubus-Carstens.

Eiskravatte, Schlucken von Eisstückchen. Am Abend hat sich das Kind etwas erholt. Vom Munde aus können gebogene Metallsonden durch den offenbar stenosierten Larynx geführt werden, worauf sich auch der I. Tubus-Bauer leicht einführen läßt. Dieser bleibt bis zum folgenden Morgen liegen, dann Intubation mit dem II. Tubus-Bauer.

Bei zeitweiser Entfernung der Trachealkanüle ist die Atmung durch den Tubus frei. Nachdem der II. Tubus-Bauer 4 Stunden gelegen hat, Extubation.

8 Stunden später (10. November) ist die Einführung des I. Tubus-Bauer wieder sehr mühsam. Inzwischen nehmen die Lungenerscheinungen immer mehr zu, bis das Kind am 22. November einer doppelseitigen schweren Lobulärpneumonie erliegt.

Vom 10. November ab wird bei den Intubationen anfangs noch öfters der I. Tubus, dann besonders der II. Tubus-Bauer verwendet, mit dem die Atmung immer nicht ganz frei ist. In der Annahme eines Hindernisses am Ende des Tubus wird der verlängerte II. Tubus-Carstens eingeführt, der nach unten bis auf die Trachealkanüle reicht. Auch so besteht die Dyspnoë fort und beruht vermutlich allein auf der schweren Pneumonie, an der das Kind bald darauf zugrunde geht.

Sektion: Status post intubationem et tracheotomiam. „Fausse route." Pneumonia lobularis, Pleuritis fibrinosa.

Kehlkopf und Trachea: Zwischen wahrem und falschem Stimmband der rechten Seite sieht man eine der Kuppe des I. Tubus entsprechende Öffnung, durch welche die Sonde an der rechten Seite der Trachealwand zwischen Ring- und Schildknorpel nach außen dringt. Diese Öffnung steht durch einen Gang in Verbindung mit einer 0,7 cm unter ihr gelegenen, etwas kleineren, in der seitlichen Wand des Kehlkopfes, von welcher aus die Sonde gleichfalls in jene Öffnung zwischen Ring- und Schildknorpel gelangt, während sie nach unten zu nicht weiter dringt. Zwischen dem oberen Winkel der Tracheotomiewunde, welche die 3 ersten Trachealringe in der Medianlinie eröffnet, und den Stimmbändern sieht man an der Vorderseite des Kehlkopfes eine strahlige Narbe der Schleimhaut, während am unteren Winkel der Tracheotomiewunde die Schleimhaut an 2 linsengroßen Stellen auf der Höhe des IV. und V. Trachealringes fehlt. Auf dem Grunde dieses Defektes liegt der usurierte Knorpel.

Fall VI.

6. Johanna L., ein 2 Jahre altes schwächliches, pastöses Kind, wird am 30. Oktober 1905 mit Diphtheria laryngis am 2. Tage der Erkrankung in das Leipziger Kinderkrankenhaus aufgenommen. Das Knochengerüst ist stark rachitisch verändert, die Epiphysen aller langen Röhrenknochen sind verdickt, das Kind kann nach Angabe der Eltern ohne Hilfe noch nicht laufen. Die inneren Organe sind ohne Besonderheiten, die Rachenorgane gerötet, aber frei von Belägen. Seruminjektion.

Wegen zunehmender Dyspnoë bald nach der Aufnahme Intubation. Nach 6 maliger Intubation für zusammen $198^{1}/_{2}$ Stunde, wird am 8. November sekundär tracheotomiert, weil die stenosefreien Intervalle nach den letzten Extubationen immer kürzer werden und außerdem auch bei liegendem Tubus die Atmung nicht recht frei ist.

Schon vor der Tracheotomie bestehen pneumonische Erscheinungen, die nach derselben in eine hartnäckige, das Dekanülement erschwerende Bronchitis übergehen.

Bei dem 2 tägigen Kanülenwechsel wird stets die Kontrollintubation mit dem II. Tubus-Carstens vorgenommen, die anfangs leicht gelingt, bis am 26. November, 18 Tage nach der sekundären Tracheotomie dieser Tubus auf einen deutlichen, aber unter leichtem Druck überwindbaren Widerstand im Larynx stößt. Nunmehr wird nach jedesmaliger Entfernung der Trachealkanüle täglich für ca. 1 Stunde kontrollintubiert, wobei sich anfangs stets das gleiche Hindernis zeigt. Nach Extubation bleibt die Atmung ohne Tubus und Kanüle nur bis zu 1 Stunde frei.

Inzwischen macht das Kind eine Pemphigusinfektion durch. Die Lungenerscheinungen sind sehr wechselnd, fast immer besteht eine ausgedehnte Bronchitis mit sehr reichlicher Sekretion.

Nachdem unter den täglichen Intubationen vom 26. November ab ein Freibleiben der Atmung bis zu 1 Stunde erreicht ist, zeigt sich das Kind vom 3. Januar 1906 ab ohne Tubus und Kanüle äußerst ungebärdig und wird sehr rasch asphyktisch, so daß stets ein baldiges Einführen der Kanüle nötig wird. Darauf folgt wieder eine Periode, in der Patientin bis zu 3 bis 4 Stunden frei bleibt. Die jetzt ohne Schwierigkeiten durchführbare Intubation wird nach Entfernung der Trachealkanüle alle 2 Tage für mehrere Stunden vorgenommen, sonst liegt die Trachealkanüle konstant.

Am 9. Februar treten Masern auf, die einen leichten Verlauf nehmen, nur haben die Lungenerscheinungen zugenommen, so daß infolge sehr reichlicher Sekretion das Dekanülement sehr erschwert ist. Aber schon vom 16. Februar ab bleibt die Atmung bis zu 9 Stunden, in der Folge zunehmend länger frei, bis am 3. März das definitive Dekanülement gemacht werden kann. Den Monat März hindurch bis Anfang April wird nur noch über Nacht intubiert, anfangs täglich, dann in immer längeren Abständen. Die Intubation gelingt stets leicht. Die Stimme ist anfangs noch etwas heiser.

Nachdem vom 6. April ab kein Stenoseatmen mehr aufgetreten ist, machen eine interkurrente Pneumonie und schließlich noch eine hochgradige Anämia splenica (Milztumor bis zur Medianlinie, nach unten den

Nabel überragend, 3 200 000 Erythrocyten, 2140 Leukocyten) eine weitere
Behandlung bis Ende Juni nötig.

Am 26. Juni 1906 geheilt entlassen.

Die in der letzten Zeit vor der Entlassung und auch später poli-
klinisch vorgenommenen Kontrollintubationen haben stets normale Durch
gängigkeit des Larynx gezeigt.

Fall VII.

7. Wilhelm G., ein großes, in gutem Ernährungs- und Kräftezustande
befindliches Kind von $2^3/_4$ Jahren, wird am 11. November 1903 mit
Diphtheria faucium et laryngis am 8. Tage der Erkrankung in das
Leipziger Kinderkrankenhaus aufgenommen. Das Kind hat erst mit
2 Jahren laufen gelernt, sein Knochengerüst zeigt deutliche Symptome
überstandener Rachitis. Gaumen und Racheneingang sind diffus entzündlich gerötet, auf der linken Tonsille zeigt sich ein oberflächlicher,
grauweißer, schmieriger Belag. Über den Lungen sind vereinzelte bronchitische Rasselgeräusche zu hören. Seruminjektion.

Die seit dem 10. November bestehende Atemnot nimmt bald derart
zu, daß intubiert werden muß. Bei dem fast 3 Jahre alten Kinde wird
der erste Intubationsversuch mit dem III./IV. Tubus-Carstens gemacht.
Der Tubus gleitet zwar durch die Stimmritze, stößt aber dann subglottisch auf einen Widerstand, der auch unter Anwendung einiger Gewalt nicht überwunden werden kann. Schließlich gelingt die Intubation
mit dem II. Tubus-Carstens, aber erst nach reichlicher Expektoration
und Aushusten von Membranfetzen schafft der jetzt eingeführte II. Tubus-
Bauer dauernd freie Atmung. Bei den folgenden Intubationen wird
immer der II. Tubus verwendet. Oftmaliges Aushusten des Tubus, verbunden mit sanguinolenter Expektoration weisen auf einen Decubitus
endolaryngealis hin. Deshalb am 19. November Vornahme der sekundären Tracheotomie, nachdem das Kind 9 mal, zusammen $130^1/_4$ Stunde,
intubiert gewesen war. Schon vor der Tracheotomie hatten die Lungenerscheinungen zugenommen, nach derselben Ausbildung einer lobulären
Pneumonie.

Trotz 2 tägiger Kontrollintubationen für 2 bis 3 Stunden, stößt der
Tubus 9 Tage post tracheotomiam, am 28. November, auf ein sub-
glottisches Hindernis. Die Einführung des II. Tubus gelingt nur schwer.
Schon bei den letzten Intubationen war ein leichter Widerstand bemerkt
worden. Kontrollintubationen am 10. und 12. Dezember ergeben das
Gleiche wie am 28. November.

Es folgt jetzt vom 10. bis 31. Dezember eine Intubationsperiode,
in der nach Entfernung der Trachealkanüle und Einführung eines Nélaton-
endes[1] zur Offenhaltung der Wunde alle 2 Tage für 24 Stunden, später

---

[1] Bei Kontrollintubationen nach Entfernung der Trachealkanüle
wird bei uns zur Offenhaltung der Tracheotomiewunde während dieser
Zeit ein mit einer Sicherheitsnadel quer durchstochenes Nélatonende
benutzt. Das Gummirohr liegt in der Trachealwunde und reicht gerade
bis in die Trachea. Die Sicherheitsnadel soll das Hineingleiten verhindern. Das Ganze wird mit an den Enden der Sicherheitsnadel be-
festigten Bändchen analog dem Kanülenschild um den Hals festgebunden.

täglich für etwas kürzere Zeit intubiert wird. Hierdurch wird gute Durchgängigkeit des Larynx erzielt, zuletzt zwecks Dehnung der Striktur Verwendung des III./IV. Tubus. Trotzdem wird die verstopfte Lochkanüle immer nur kurze Zeit vertragen, scheinbar wegen der großen psychischen Unruhe des Kindes. Ohne Tubus und Kanüle oder bei verstopfter Lochkanüle wirft sich das Kind unruhig umher und jedesmal tritt sehr bald rapide zunehmende schwerste Dyspnoë auf.

31. Dezember 1903 bis 12. Januar 1904 Pneumonie. Während dieser Zeit gelingt es am 5. Januar, den Patienten für 24 Stunden mit verstopfter Lochkanüle atmen zu lassen, aber auch diesmal tritt nach völlig freier Atmung fast momentane Asphyxie ein.

Eine wegen schlechter Atmung durch die Trachealkanüle vorübergehend notwendig werdende Intubation am 12. Januar zeigt gute Durchgängigkeit des Larynx für den III./IV. Tubus-Carstens.

Am 16. Januar Maserninfektion, durch die das Kind in seinem Kräftezustand sehr herunterkommt. Eine nach Ablauf der Masern am 31. Dezember vorgenommene Kontrollintubation ergibt normale Verhältnisse im Larynx.

Durch die Maserninfektion hat das Befinden des Kindes derartig gelitten, daß in der Folgezeit alle Dekanülements- und Intubationsversuche unterlassen werden. Vielmehr wird durch eine förmliche Mastkur eine Hebung des Kräftezustandes zu erreichen gesucht.

Nachdem seit dem 31. Dezember nur 2 Intubationen, am 12. und 31. Januar, gemacht sind, die auf keine Stenose im Larynx stießen, kann am 16. Februar der III./IV. Tubus erst nach vorheriger Einführung und kurzem Liegenlassen des II. Tubus den Larynx passieren. Der gleiche Befund am 26. Februar, dabei Expektoration blutig tingierten Schleimes.

Da sich Patient inzwischen gut erholt hat, wird vom 26. Februar ab wieder systematisch alle 2 Tage intubiert, jedoch wird immer schon nach 7 bis 8 Stunden der Tubus wieder ausgehustet. Vom 6. März ab gelingt die Intubation immer schwerer. Erst nach langem Suchen und Tasten kann der I. Tubus in das enge subglottische Lumen eingezwängt werden und erst nach längerem Liegen des I. Tubus, dann des II. Tubus kann der III./IV. Tubus eingeführt werden. Doch auch der III./IV. Tubus wird stets nach einigen Stunden wieder ausgehustet, worauf bald wieder eintretende Dyspnoë zum Wiedereinführen der Trachealkanüle zwingt.

Die Beobachtungen der letzten Tage haben mit Sicherheit erwiesen, daß die anfängliche Annahme eines psychisch bedingten erschwerten Dekanülements unrichtig war, daß es sich vielmehr um ein nach Wegfall des Tubendruckes enorm schnell durch Blutafflux schwellendes subglottisches Granulationsgewebe handelt. Denn die Intubation fand in der letzten Zeit stets ein subglottisches Hindernis, daß jedoch bis auf die letzten Tage (vom 6. März ab) immer leicht und mit geringer Blutung zu überwinden war.

Trotzdem die Intubation immer schwerer gelingt, wird die Atmung ohne Tubus und Kanüle zunehmend freier, so kann am 19. März schon eine Stunde ohne Stenoseerscheinungen geatmet werden.

In der Folge gelingt auch die Einführung des I. Tubus nur unter

der größten Gewaltanwendung, es bleibt deshalb der Tubus von jetzt ab
stets für mehrere Tage liegen. Unter dieser Behandlung wird die Atmung zunehmend freier, bis am 6. April das definitive Dekanülement
gemacht werden kann. Die Stimme ist außerordentlich tief, aber fast
völlig klangvoll.

Trotzdem kein Stenoseatmen mehr eintritt, wird noch bis zum
25. Mai zur systematischen Dehnung der Narbe mit noch größeren
Tuben als dem Alter des Kindes entsprechen, intubiert.

Am 16. Juli 1904 Entlassung nach $8^1/_2$ monatlicher Behandlung. Regelmäßig bis zur Entlassung fortgesetze Kontrollintubationen zeigen normale
Durchgängigkeit des Larynx. Noch längere Zeit hindurch fortgesetzte
poliklinische Behandlung bestätigt die definitive Heilung.

Fall VIII.

8. Curt Sch., $2^1/_2$ Jahre alt, wurde am 21. April 1904 mit Diphtheria laryngis am 1. Tage der Erkrankung in das Leipziger Kinderkrankenhaus aufgenommen. Patient ist mittelgroß und befindet sich in
leidlichem Ernährungs- und Kräftezustande. Innere Organe ohne Besonderheiten. Seruminjektion.

Wegen hochgradiger Dyspnoë muß bald nach der Aufnahme intubiert werden. Die erste mit dem III/IV. Tubus-Carstens vorgenommene
Intubation gelingt nur mit leichtem Druck unter Überwindung einer
engeren Partie in der Höhe des Ringknorpels, schafft aber freie Atmung.
Nach $2^1/_2$ Stunden wird der für das Kind etwas große III/IV. Tubus
durch den II. Tubus ersetzt. Mit diesem wird Patient noch 7 mal intubiert, bis nach 191 stündiger Intubationsdauer am 1. Mai wegen Tubendekubitus sekundär tracheotomiert werden muß. Die tubusfreien Intervalle waren immer kürzer geworden, nach den beiden letzten Extubationen mußte wegen hochgradigster Dyspnoë, ja Apnoë, sofort
reintubiert werden.

Nach der Tracheotomie tritt unter hohem Temperaturanstieg eine
Pneumonie auf mit sehr reichlicher, anfangs schleimigeitriger, dann mehr
dünner schleimiger Expektoration.

Am 15. Mai, 14 Tage nach dem Luftröhrenschnitt, zeigt die Kontrollintubation normale Durchgängigkeit des Larynx, am 30. Mai derselbe
Befund. Die Lungenerscheinungen sind sehr wechselnd, die Expektoration
ist sehr reichlich, auch werden Stückchen von Granulationsgewebe durch
die Trachealkanüle ausgehustet.

Dekanülementsversuche gelingen nur für kurze Zeit (ca. $^1/_4$ Stunde),
dabei ist die Stimme laut und klangvoll.

$1^1/_2$ Monate post tracheotomiam, am 15. Juni, wird wieder eine
Kontrollintubation vorgenommen, bei der auch die Einführung des
I. Tubus nicht gelingt. Nach einem Ruhetage wird am 17. Juni abends
die Passage mit dem I. Tubus forciert, darauf Einführung des II. Tubus,
der über Nacht liegen bleibt. Bis zum folgenden Morgen bildet sich
eine starke Auftreibung der Haut des Halses, unter dem Kinn, der
rechten unteren Hälfte des Gesichtes, der rechten oberen Brust- und
Rückenhälfte bis zur Mittellinie, nach unten bis etwas über den Angulus

scapulae aus. Über diesen Partien das Gefühl von Knistern. Sofortige Entfernung des Tubus. Bis zum 23. Juni geht das Hautemphysem zurück.

Vom 19. bis 24. Juni werden noch verschiedene Intubationen mit dem I. und II. Tubus vorgenommen, bis am 24. Juni Masern auftreten, denen das Kind 2 Tage später erliegt.

P. m. Patient ist die letzten Male stets mit dem II. Tubus intubiert worden, was ohne besondere Schwierigkeiten gelang. In Rücksicht auf den durch das Hautemphysem, später durch die Masern bedingten schlechten Allgemeinzustand werden keine Versuche gemacht, die Kanüle zu entfernen oder bei liegendem Tubus durch die Lochkanüle atmen zu lassen. In den letzten Lebenstagen entleerte das Kind durch die Kanüle flüssige, leicht braun gefärbte Massen, die für Teile der aufgenommenen Nahrung angesehen werden.

Sektion: Status post tracheotomiam et intubationam: „fausse route". Pneumonia lobularis.

Kehlkopf und Trachea: Stimmritze bohnenförmig, jedoch so, daß die eine Hälfte viel schmaler ist, als die andere. Oberhalb der Stimmbänder nichts Abnormes. In dem linken sinus Morgagni findet sich eine federkieldicke, scharfkantige Öffnung, welche in das retrotracheale Gewebe führt und von hier aus nach links und abwärts verläuft, um in einer flachen, schmierig belegten Höhle über dem M. sternohyoideus linkerseits in Höhe der trichterartigen Tracheotomiewunde zu enden. Dieser Kanal ist fest, leicht zu sondieren.

Unterhalb der Tracheotomiewunde auf der Vorderseite bohnengroßes, flaches Dekubitalgeschwür, ein größeres, längs verlaufendes auf der Hinterwand, bohnengroß.

Unterhalb der Stimmbänder ist das Lumen des Larynx durch flache, narbige Erhebungen stenosiert.

Narbenstrikturen II. Grades.

Fall IX.

1. Erich Sch., ein gut genährtes und kräftiges Kind im Alter von 2 Jahren, wird am 9. Juni 1902 in das Leipziger Kinderkrankenhaus am 2. Tage der Erkrankung aufgenommen.

Aus der Anamnese ist zu erwähnen, daß eine Schwester des Kindes zurzeit wegen Masernkrupp im Kinderkrankenhause in Behandlung ist, und daß bei dem Patienten selbst vor 5 Tagen die Masern ausgebrochen waren. Patient ist gut genährt und kräftig. Herz ohne Besonderheiten. Der Puls ist kräftig, etwas beschleunigt. Über den Lungen besteht nur geringe Bronchitis. Seruminjektion.

Die seit einem Tage bestehende immer mehr zunehmende Dyspnoë zwingt bald nach der Aufnahme zur Intubation. Nachdem Patient vom 9. bis 18. Juni 10 mal, zusammen 117 Stunden, intubiert gewesen ist, bleibt die Atmung bis zum 23. Juni frei. In der Nacht vom 16. zum 17. Juni war der Faden durchbissen und der Tubus verschluckt worden,

durch die Röntgenuntersuchung wird seine Lage in der rechten Ileocoecal-
gegend festgestellt, 6 Tage später Abgang per anum.

Am 23. Juni erneut auftretende Dyspnoë macht die Wiederein-
führung des Tubus nötig. Nachdem noch 11 mal, zusammen für $396^1/_2$
Stunden, intubiert war, ohne daß auch nach größeren Bromgaben freie
Atmung ohne Tubus zu erzielen war, muß am 16. Juli wegen Dekubitus
sekundär tracheotomiert werden. 10 mal war der Tubus ausgehustet
worden und jedesmal trat nach der Extubation fast momentane Asphyxie
ein. Bis zur sekundären Tracheotomie war Patient im ganzen 513 Stunden intubiert gewesen. Nach der Tracheotomie ist ein Verstopfen der
Fensterkanüle nicht möglich, das Kind wird fast momentan asphyktisch,
weshalb am 30. Juli, 14 Tage post tracheotomiam, ein Intubationsversuch gemacht wird, der aber sowohl mit II. Tubus-Bauer, wie mit dem
II. Tubus-Carstens mißlingt. Am folgenden Tage kann eine Myrtenblatt-
sonde vom Munde aus die Larynxstenose passieren, die Sondierung von
der Tracheotomiewunde aus gelingt nicht. Am Abend desselben Tages
kann ein $1^3/_4$ mm starkes Bougie eingeführt werden.

Nunmehr wird den ganzen Monat August hindurch der Larynx alle
2 Tage mit elastischen Bougies sondiert, die mehrere Stunden liegen
bleiben (Bougie No. VII engl. Maß). Bei verstopfter Lochkanüle ist
die Atmung nur kurze Zeit möglich. Für 16 Tage wird noch mit Bougie
No. VIII, dann vom 10. bis 26. September mit No. IX sondiert, das
nur kurze Zeit liegen bleibt. Inzwischen ist die Atmung bei verstopfter
Fensterkanüle völlig frei.

Nach 2 monatlicher Sondenbehandlung ist am 26. September der
II. Tubus-Trumpp leicht einführbar, am 13. Oktober auch der III. Tubus-
Trumpp.

Da auch bei verstopfter Fensterkanüle kein Stenoseatmen mehr
eintritt, wird das Dekanülement gemacht und extubiert (13. Oktober).

Am 28. Oktober 1902 geheilt entlassen.

Fall X.

2. Wilhelm K., ein für sein Alter leidlich kräftiger, 8 jähriger Knabe,
wurde am 27. Dezember 1902 mit Diphtheria laryngis am 2. Tage der
Erkrankung in das Leipziger Kinderkrankenhaus aufgenommen. Die
Rachenorgane sind gerötet, belagfrei. Über beiden Lungen sind giemende
Geräusche zu hören, sonst innere Organe ohne Besonderheiten. Puls
klein, frequent. Seruminjektion.

Heftige Dyspnoë zwingt bald nach der Aufnahme zu einem operativen Eingriff. Deshalb Vornahme der Intubation. Nachdem Patient
bis zum 31. Dezember 1902 nur 1 mal für $83^1/_2$ Stunden intubiert ist,
bleibt die Atmung auch bei liegendem Tubus nicht frei, wiederholte In-
und Extubationen schaffen keine Besserung, weshalb zur sekundären
Tracheotomie geschritten wird (31. Dezember).

Nach dem Luftröhrenschnitt ist die Expektoration sehr reichlich,
häufig mit Blut untermischt. Am 5. Januar 1903 wird daher in der
Annahme eines Trachealkanülendekubitus nach vorheriger Intubation das
Dekanülement gemacht, bis nach 5 tägiger sekundärer Intubation heftige

Schmerzen im Larynx und blutige Expektoration am 10. Januar wieder zur Einführung der Trachealkanüle und Extubation zwingen. Bei dem Liegen der Trachealkanüle wiederholt sich das gleiche Spiel, blutiger Auswurf und unerträgliche Schmerzen zwingen nach 11 tägigem Liegen der Trachealkanüle wieder zum Dekanülement und Intubation (21. Januar).

Da jetzt der Tubus scheinbar besser vertragen wird, verzichtet man auf ein Offenhalten der Tracheotomiewunde, die binnen kurzem zuheilt. Die Intubation muß weiter fortgesetzt werden, da ohne Tubus die Atmung höchstens $^1/_2$ Stunde frei bleibt. In der Folgezeit wird öfters wegen häufigen Aushustens der Metalltuben der Trumpp'sche Tubus verwendet, bis endlich am 15. Februar, nach 24 tägiger sekundärer Intubation nach dem definitiven Dekanülement, stenosefreies Atmen ohne Tubus erzielt wird.

9 Tage nach der letzten Extubation, am 24. Februar, muß wegen erneuter Dyspnoë wieder intubiert werden, dabei stellt sich heraus, daß der dem Alter des Kindes entsprechende Tubus und auch die nächst niedrigen Nummern nicht mehr einzuführen sind, erst der III/IV. Tubus kann unter Anwendung einiger Gewalt das enge Kehlkopflumen passieren. Bei dem Durchgleiten desselben fühlt der Intubator deutlich, wie der Tubus 2 Hindernisse überwinden muß, das eine scheint im oberen, das andere im unteren Teile des Kehlkopfes in Höhe des Ringknorpels zu liegen. Am folgenden Tage ist schon die Einführung des V/VII. Tubus möglich, endlich kann auch der dem Alter entsprechende Tubus den Larynx passieren. Wegen häufigen Aushustens der Metalltuben Verwendung der Trumpp'schen Tuben.

In der Folgezeit wird Ende Februar und den ganzen Monat März hindurch zwecks Dilatation der Striktur systematisch weiter intubiert, dabei ist die Atmung manchmal tageweise, öfter auch nur wenige Stunden ohne Tubus völlig frei.

Nachdem vom 1. bis 5. April die Atmung ganz stenosefrei geblieben war, wird am 5. April bei der wegen langsam zunehmender Dyspnoë notwendigen Intubation wieder ein Hindernis im Larynx in der Höhe des Ringknorpels konstatiert; nach 9 tägiger tubusfreier Zeit am 15. April derselbe Befund. In der Folgezeit wird deshalb zur Dilatation der Narbenstriktur wieder täglich für mehrere Stunden intubiert. Endlich bleibt vom 21. April ab die Atmung ohne Tubus dauernd frei.

Patient war also vom 21. Januar, dem Tage des definitiven Dekanülements, bis 21. April noch 3 Monate hindurch, abgesehen von zeitweisem Freibleiben bis zu 9 Tagen, konstant intubiert.

Bemerkenswert ist noch, daß die erste Strikturerscheinung am 24. Februar nicht nach Sistierung der Intubation infolge vorgenommener Sekundärtracheotomie, sondern 9 Tage nach dem Aussetzen einer 24 tägigen Intubationsperiode auftritt.

In der Folge zeigen sich noch vorübergehend Dyspnoëerscheinungen, der dann eingeführte Tubus findet nur einen minimalen Widerstand im Larynx, offenbar hervorgerufen durch Granulationsgewebe, von dem einmal ein bohnengroßes derbes Stück expektoriert wird.

Am 30. Juni Entlassung in poliklinische Behandlung.

Man war sich bei der Entlassung völlig klar darüber, daß Patient noch einer lange Zeit hindurch fortgesetzten Überwachung und in regelmäßigen Abständen ausgeführter Kontrollintubationen bedürfte. Es wurde aber aus äußeren Gründen in eine poliklinische Weiterbehandlung eingewilligt, nachdem den Eltern eingeschärft war, das Kind mindestens 1 mal in der Woche zur Kontrollintubation zu bringen.

Die Eltern gaben später an, das Kind anfangs auch regelmäßig geschickt zu haben, der Knabe verstand es aber, durch Lügen seinen Eltern gegenüber, sich der poliklinischen Behandlung zu entziehen, indem er zuhause erklärte, daß er jetzt nach ärztlicher Aussage geheilt und die Intubation nicht mehr nötig sei.

2 Monate nach der Entlassung, am 27. August 1903, zweite Aufnahme in das Leipziger Kinderkrankenhaus, weil seit 8 Tagen allmählich sich steigernde Dyspnoë aufgetreten ist.

Bei der alsbald vorgenommenen Intubation ergibt sich, daß bei dem großen, nunmehr 9 Jahre alten Knaben auch der kleinste Tubus nicht mehr einzuführen ist, und daß die Dyspnoë auf einer seit der Entlassung in 2 Monaten entstandenen hochgradigen Narbenstenose beruht, deren Lumen gerade noch genügt hatte, in der letzten Zeit die zur Respiration erforderliche Luftmenge passieren zu lassen. Eine sofortige Tracheotomie schafft völlig freie Atmung.

In den nächsten Tagen, Ende August bis Mitte September, gelingt es nicht, mit dem kleinsten Tubus oder einer feinen Sonde ein Lumen im Larynx aufzufinden. Eine am 12. September von Herrn Dr. Preysing (Privatdozent für Otologie und Rhino-Laryngologie) vorgenommene Spiegeluntersuchung ergibt normale Stimmbänder und normalen Kehlkopfeingang, unterhalb der Stimmbänder ist noch etwas intakte Larynxschleimhaut sichtbar. Bei der Sondenuntersuchung von der Trachealwunde aus zeigt sich oberhalb derselben ein Hindernis, das die Sonde aufhält, ein Lumen kann nicht gefunden werden und doch ist zweifellos ein solches vorhanden, da bei verstopfter Fensterkanüle etwas Luft den Larynx passieren und das Kind ein paar Töne hervorbringen kann.

Erst am 26. September gelingt es Herrn Dr. Preysing, mit der Sonde dicht neben der linken Trachealwand von der Tracheotomiewunde aus die stenotische Stelle zu passieren. Inzwischen müssen Trachealkanülen von verschiedener Länge verwendet werden, weil in der Trachea wieder ein Kanülendekubitus entstanden ist. Ende September und Anfang Oktober mißlingen die Sondierungsversuche infolge der schweren Auffindbarkeit und des seitlichen Sitzes der Öffnung noch öfters. Am 16. Oktober kann die Stenose zum ersten Male auf oralem Wege sondiert werden.

In der Folgezeit wird das Kind täglich zu Herrn Dr. Preysing gebracht, der die lokale Behandlung des Larynx vollständig übernimmt.

Das Kind wird täglich in die Hals-, Nasen- und Ohrenklinik gebracht, wo die Narbe mit Kokain gepinselt, mit Chromsäure geätzt und sondiert wird. Inzwischen auf dem Boden eines Trachealkanülendekubitus aufgeschossene Granulationen werden mit dem Paquelin kauterisiert.

Am 14. Dezember kann im laryngoskopischen Spiegelbild (Dr. Preysing) eine deutliche schlitzförmige Öffnung erkannt werden, die von necrotischen Massen umgeben ist. Die orale Atmung ist immer nur für kurze Zeit frei. Es wird reichlich übelriechendes Sekret expektoriert.

Unter der angegebenen, 2 Monate hindurch fortgesetzten spezialistischen Behandlung gelingt es am 23. Dezember, den I. Tubus einzuführen, der aber wegen seiner lockeren Lage sofort entfernt wird. 14 Tage später wieder Intubation mit dem I. Tubus. Sofortige Expektoration desselben. Für den II. Tubus ist die Stenose noch nicht passierbar. Allem Anschein nach ist der I. Tubus mit seinem unteren Ende auf die stenosierte Stelle aufgestoßen, ohne sie ganz passieren zu können, jedenfalls war das sicher bei dem II. Tubus der Fall, der mit seinem oberen Ende ca. $^3/_4$ cm über den Aditus laryngis hinausragte.

Die geschilderte Behandlungsart wird den ganzen Januar hindurch bis zum März 1904 fortgesetzt. Zuletzt bis Mitte April 1904 systematische Bougierung.

Am 11. April Entlassung in die poliklinische Behandlung der Hals-, Nasen- und Ohrenklinik.

Herrn Dr. Preysing gelingt es, bis Oktober 1905 annähernd normale Verhältnisse im Larynx zu schaffen. Wie mir Dr. Preysing mitteilte, war die Atmung damals völlig frei, so daß ohne Bedenken die Kanüle gänzlich hätte fortgelassen werden können. Das Lumen des Larynx war weit und gut vernarbt. Zur sicheren Durchführung des definitiven Dekanülements und zur Vermeidung aller Zwischenfälle war schon die Aufnahme des Kindes für ein paar Tage in die Hals-, Nasen-Ohrenklinik in Aussicht genommen, als plötzlich das Kind nicht mehr erschien. Der Knabe, der erfahren hatte, daß die Kanüle jetzt definitiv entfernt werden sollte, hatte sich in den 2 Jahren so an die Kanüle gewöhnt, daß er eine namenlose Angst vor dem Dekanülement hatte. Wieder entzog er sich durch Lügen seinen Eltern gegenüber einer weiteren Behandlung. Diese hatten sich offenbar auch längst damit abgefunden, daß ihr Kind die Kanüle trug, wobei es sich absolut wohl fühlte.

Erst bei Zusammenstellung der Narbenstenosen für diese Arbeit bekam ich unter den zum Zweck der Untersuchung der noch lebenden Fälle bestellten Kindern, den Knaben zu Gesicht (im März 1906). Herr Dr. Preysing hatte die Liebenswürdigkeit, mir den Fall zu demonstrieren und mich über die von ihm ausgeführte Behandlung zu unterrichten.

Damals, im März 1906, zeigte sich bei der Spiegeluntersuchung, trotzdem $^1/_2$ Jahr jede Behandlung unterblieben war, das Kehlkopflumen zwar etwas enger als zum Schluß der Behandlung (Oktober 1905), aber immer noch von Bleistiftdicke offen. Der Knabe konnte bei zugehaltener Trachealkanüle mit lauter Stimme ohne die geringste Spur von Dyspnoë ein Lied singen und vertrug auch anstandslos für mehrere Stunden das Fortlassen der Kanüle.

Das Allgemeinbefinden war gut, objektiv ließ sich nur ein geringes Emphysem und eine mäßige Bronchitis feststellen.

Auch damals wäre nach Ansicht des Spezialisten das definitive Dekanülement nach kurzer Behandlungsdauer noch durchzuführen gewesen. Seither habe ich das Kind wieder aus den Augen verloren.

Fall XI.

3. Elsa M., $2^3/_4$ Jahre alt, wird am 18. Januar 1903 mit Diphtheria faucium et laryngis am 2. Tage der Erkrankung in das Leipziger Kinderkrankenhaus aufgenommen. Anamnestisch ist zu erwähnen, daß das Kind vor 6 Wochen eine Maserninfektion durchgemacht hat. Patientin ist gut entwickelt und gut genährt. Die Rachen- und Gaumenschleimhaut ist gerötet, die Tonsillen geschwollen, mit einigen kleinen grauweißen Membranen bedeckt. Über den Lungen sind vereinzelte Rhonchi zu hören. Herz ohne Besonderheiten. Seruminjektion.

Wegen zunehmender Dyspnoë bald nach der Aufnahme Intubation. Das Kind wird 23 mal intubiert, zusammen für 355 Stunden, die tubusfreien Intervalle während dieser ganzen Zeit betragen zusammen nur $48^3/_4$ Stunden.

Die Atmung wird bei liegendem Tubus zuletzt immer schlechter, oft muß wegen Verlegung des Lumens durch Schleim bezw. Membranfetzen extubiert werden. Schließlich wird der Tubus häufig ausgehustet, im ganzen 11 mal und endlich werden die tubusfreien Intervalle nach den einzelnen Extubationen immer kürzer.

Deshalb wird am 4. Februar die sekundäre Tracheotomie gemacht, die völlig freie Atmung schafft.

Am 4. und 12. Tage nach dem Luftröhrenschnitt gemachte Versuche, durch die Lochkanüle atmen zu lassen, mißlingen nach kurzer Zeit.

Am 18. Februar ist auch in Narkose bei verstopfter Lochkanüle die Atmung nicht frei. Bei einem deshalb vorgenommenen Intubationsversuch (14 Tage post tracheotomiam) zeigt es sich, daß auch die kleinste Tubusnummer, aber anfangs auch die feinsten Bougies und Metallsonden den Larynx nicht passieren können. Endlich gelingt es, von der Tracheotomiewunde aus mit einer feinen Metallsonde durch die scheinbar in Höhe des Ringknorpels liegende stenosierte Stelle hindurchzukommen. 2 Tage darauf unter hohem Temperaturanstieg Ausbruch eines Serumexanthems.

Mittels einer an ihrem Ende mit einer Öse versehenen Metallsonde kann ein Seidenfaden von der Tracheotomiewunde aus durch die Striktur und zum Munde hinaus geleitet werden.

Der an dem einen Ende aus der Tracheotomiewunde, an dem anderen zum Munde heraushängende Faden bleibt liegen und wird geknüpft.

An diesem in sich geschlossenen Faden wird anfangs ein schmales Bändchen, dann ein solches in doppelter Lage und schließlich ein ca. $^1/_2$ cm dicker, jodoformierter Docht durch den Larynx gezogen und dort jedesmal einige Zeit liegen gelassen. Unter dieser Behandlung gelingt es, bis zum 25. Februar (d. h. in 7 Tagen) das verengte Lumen derart zu dehnen, daß der I. Tubus und schließlich der II. Tubus eingeführt werden kann.

Am 26. Februar erliegt das Kind einer seit 3 Tagen bestehenden Pneumonie.

Die Sektion wurde von den Eltern verweigert.

Fall XII.

4. Richard T., $2^1/_{12}$ Jahr alt, wurde am 28. April 1904 mit Diphtheria laryngis am 3. Tage der Erkrankung in das Leipziger Kinderkrankenhaus aufgenommen. Schon seit 4 Wochen ist das Kind krank, leidet an Husten und Heiserkeit. Patient ist mittelgroß und befindet sich in leidlichem Ernährungs- und Kräftezustande. Der Racheneingang ist stark gerötet, die Tonsillen sind frei von Belägen. Seruminjektion. Wegen zunehmender Dyspnoë 2 Stunden nach der Aufnahme Intubation mit dem III/IV. Tubus-Carstens, nach 3 Stunden Entfernung dieses für das Kind etwas großen Tubus und Einführung des II. Tubus-Bauer, der in der Folge verwendet wird. Da dieser Tubus aber öfter (3 mal) ausgehustet wird, schließlich Verwendung der Trumppschen Tuben, die auch besser gehalten werden.

Die tubusfreien Intervalle sind stets sehr kurz und betragen zusammen nur 2 Stunden. Da nach 7 maliger Intubation für zusammen 173 Stunden nach den Extubationen die Atmung nicht freier wird und außerdem bedrohliche pneumonische Erscheinungen einsetzen, wird am 5. Mai sekundär tracheotomiert. 5 Tage nach dem Luftröhrenschnitt über dem linken Unterlappen Schallverkürzung und Bronchialatmen, das Kind erholt sich nur langsam.

Eine Kontrollintubation 14 Tage nach der Tracheotomie ergibt normale Durchgängigkeit des Larynx.

In der Folgezeit vorgenommene Dekanülementsversuche mißlingen. Kontrollintubation 1 Monat nach dem Luftröhrenschnitt am 4. Juni ergibt infolge eines festen subglottischen Widerstandes völlige Unmöglichkeit, auch nur die kleinste Tubusnummer einzuführen, endlich gelingt es, mit einer feinen, gebogenen, mit einem Faden armierten Sonde, das leicht federnde Hindernis von der Tracheotomiewunde aus zu passieren und den Faden zum Munde hinaus zu führen, darauf Knüpfen der beiden Fadenenden. In den folgenden Tagen werden an den in sich geschlossenen Faden erst ein, dann mehrere schmale Bändchen angenäht und vom Munde aus an dem Faden, durch die stenosierte Stelle gezogen, in der sie ein paar Stunden liegen bleiben. Schließlich können auf diese Weise ca. $^1/_2$ cm dicke Gazedochte die Stenose passieren. So wird die Striktur einen Monat hindurch behandelt, bis Ende Juni der I. Tubus und Mitte Juli der II. Tubus eingeführt werden kann.

Der weitere Krankheitsverlauf gestaltet sich sehr eintönig, insofern als die mehrere Monate hindurch täglich für mehrere Stunden vorgenommene Intubation nicht imstande ist, freie Atmung ohne Tubus und Kanüle zu erzielen. Längstes Freibleiben $^3/_4$ Stunden. Die Intubation findet anfangs noch öfter ein Hindernis im Larynx, gelingt aber nach Dehnung durch etwas größere Tuben ausserordentlich leicht. Während dessen erschweren die Behandlung häufig auftretende pneumonische Erscheinungen und chronische eitrige Bronchitis sehr erheblich. 7 Monate hindurch wird die Behandlung in dieser Weise fortgesetzt, dann Entlassung in poliklinische Behandlung mit Trachealkanüle am 22. Januar 1905.

Da eine ausreichende Pflege zuhause unmöglich ist, 3 Tage nach der Entlassung am 25. Januar erneute Aufnahme in das Leipziger Kinderkrankenhaus. Die Intubation gelingt leicht. Anfangs hindern pneumonische Erscheinungen eine erfolgreiche Behandlung, dann tritt in der Folge insofern eine recht bemerkenswerte Besserung ein, als die tubusfreien Intervalle dauernd zunehmen. Zuerst bleibt die Atmung 1 Stunde, dann $1^3/_4$ Stunden und schließlich am 25. April über Nacht 18 Stunden ohne Tubus und Kanüle frei.

Am 29. April muß das Kind aus äußeren Gründen ohne Tubus und Kanüle nach Hause in poliklinische Behandlung entlassen werden.

Nachdem das Kind sich zuhause 5 Tage ohne Tubus und Kanüle gehalten hat, am 4. Mai 1905 nochmalige Aufnahme wegen erneut aufgetretener Dyspnoë.

Eine weitere Behandlung wurde von den Eltern plötzlich abgelehnt. Es wurde den Eltern erklärt, daß das Kind zuhause ohne ärztliche Hilfe binnen wenigen Tagen ersticken würde, ihnen aber zugleich bei dem jetzt beginnenden Freiwerden der Atmung die Heilungschancen vor Augen geführt. Da die Eltern auch trotz des Angebotes freier Behandlung und Verpflegung auf jede weitere ärztliche Behandlung verzichteten, mußte das Kind am 12. Mai 1905 ohne Tubus (die Trachealkanüle war schon mehrere Tage vorher entfernt) entlassen werden, und ist, wie wir später erfuhren, nach wenigen Tagen vor den Augen der Eltern allmählich erstickt.

Narbenverschlüsse.

Fall XIII.

1. Alfred H., $2^1/_2$ Jahre alt, wird am 13. Oktober 1903 mit Diphtheria faucium et laryngis am 5. Tage der Erkrankung in das Leipziger Kinderkrankenhaus aufgenommen. Patient ist für sein Alter ziemlich groß und befindet sich in einem leidlichen Ernährungs- und Kräftezustande. Innere Organe ohne Besonderheiten. Die Tonsillen sind leicht geschwollen und gleich dem weichen Gaumen entzündlich gerötet, mit dicken sich auf die hintere Rachenwand fortsetzenden grauweißen diphtherischen Belägen bedeckt. Wegen zunehmender schwerer Dyspnoë bald nach der Aufnahme Intubation, die nach Expektoration von Membranstückchen durch den Tubus freie Atmung schafft. Seruminjektion.

Eine 9malige Intubation für zusammen 214 Stunden erzielt keine auf die Dauer stenosefreie Atmung, im Gegenteil werden die Intervalle zwischen den einzelnen Intubationen immer um 2 Stunden kürzer. Außerdem kann der Tubus öfters nicht in absolut glatter Weise eingeführt werden, und ist die Intubation mitunter von reichlicher blutiger Expektoration gefolgt.

Trotz der Annahme eines endolaryngealen Dekubitus wird nicht sekundär tracheotomiert, sondern das Druckgeschwür mit den von J. v. Bókay empfohlenen Gelatine-Alauntuben behandelt.

Mit diesen Heiltuben werden vom 27. Oktober bis 3. November mehrere Intubationen im ganzen für 90 Stunden vorgenommen, worauf die Atmung vom 3. November ab völlig frei bleibt. 4 Tage später zeigt die Kontrollintubation normale Durchgängigkeit des Larynx.

Nachdem 8 Tage hindurch die Atmung ganz unbehindert war, muß am 11. November wegen ziemlich plötzlich einsetzender Stenoseerscheinungen wieder intubiert werden. Enteritis. Intubation mit Gelatine-Alauntuben vom 11. bis 15. November für zusammen $77^1/_2$ Stunden, darauf 3 Tage freie Atmung. 18. bis 19. November Heiltubus für 22 Stunden, worauf 7 Tage hindurch kein Stenoseatmen eintritt (währenddessen nur 1mal Heiltubus für 4 Stunden).

Vom 26. November ab folgt eine Intubationsperiode von 11 Tagen in der dauernd intubiert werden muß (Heiltubus für 197 Stunden), dabei bleibt die Atmung ohne Tubus immer kürzere Zeit frei, der Tubus wird sehr häufig ausgehustet (12mal), worauf immer rapide Dyspnoë mit schweren Kollaps- und Suffokationserscheinungen einsetzt.

Wegen der Unmöglichkeit, den Tubus zu halten und des offenbar im Larynx bestehenden schweren Dekubitalgeschwüres wird am 6. Dezember nach fast 2monatlicher erfolgloser Intubation (zusammen für 583 Stunden) sekundär tracheotomiert.

Nach dem Luftröhrenschnitt Bronchitis und Enteritis. Trotz alle 2 Tage vorgenommener Kontrollintubationen zeigt sich 8 Tage post tracheotomiam eine leichte subglottische Verengerung, die jedoch durch leichten Druck überwunden werden kann. Alauntubus für 29 Stunden. 7 Tage später der gleiche Befund bei der Kontrollintubation, worauf wieder alle 2 Tage für mehrere Stunden intubiert wird. Das Kind erholt sich nur langsam, die enteritischen Erscheinungen bestehen fort.

Am 1. Januar 1904 treten Masern auf. Während der Maserninfektion wird wegen des ungemein schweren Allgemeinzustandes die Intubation unterlassen, jedoch sobald es die Kräfte des Kindes gestatten, am 7. Januar wieder aufgenommen. Dabei stellt sich heraus, daß die noch vor 8 Tagen wenig erschwerte Intubation völlig mißlingt, auch gewaltsame Versuche sind ohne Erfolg, ca. 1 cm unterhalb der Stimmbänder hält ein derbes, ganz unnachgiebiges Hindernis den Tubus auf. In der Folgezeit werden fortgesetzt Versuche gemacht, mit Sonden aller Art eine Passage zu finden, stets vergeblich, auch Spiegeluntersuchungen schaffen keine Aufklärung.

Nachdem das Kind sich hinreichend erholt hat, wird am 2. Februar 1904 die Laryngofissur gemacht (Privatdozent Dr. Preysing von der Hals-, Nasen- und Ohrenklinik).

Längsschnitt vom unteren Schildknorpelwinkel bis fast zur Tracheotomiewunde, schichtweises Vordringen in die Tiefe. Nachdem der Schildknorpel völlig frei präpariert ist, kommt man unterhalb desselben auf eine ca. 1 cm lange, ca. 1 cm breite narbige Platte, die große Schwierigkeit macht bezüglich einer Deutung und bezüglich des weiteren Vordringens in den unter ihr vermuteten Rest des Tracheallumens, das absolut narbig verändert, aber nicht ganz lumenlos angenommen wird. Zur besseren Orientierung deshalb noch Fissur des Schildknorpels in der Medianlinie und Spaltung der Trachea nach unten bis zur Tracheotomiewunde. Da zeigt sich, daß die Schleimhaut an der Grenze der Ringknorpelplatte hinten und des Schildknorpels zu Ende ist und nur ein plattenähnlicher dünner Narbenwulst die Verbindung zwischen subglottischem Larynxraum und dem Tracheallumen weiter unten herstellt. Nach Abtragung des vorderen Narbenteiles auf der Ringknorpelplatte sieht man, daß die vordere Ringknorpelspange und die nächsten 4 bis 5 Trachealringe vorn, jedenfalls nach perichondritischen Prozessen zerstört und in die eben geschilderte Narbenplatte verwandelt sind. Eine vollständige Resektion der Narbe und Hinaufziehen der Trachea kann des großen, ausge fallenen Stückes und der Kleinheit der Verhältnisse wegen nicht stattfinden. Deshalb wird versucht, die beiden Schleimhautenden ober- und unterhalb der Narbenplatte zum Auskleiden eines Kanales zu benutzen, der durch eine mechanische Neuschaffung eines knorpellosen Schlauches gebildet werden sollte. Der I. Tubus wurde eingeführt und über ihm vorn die Weichteile und der unterste vorn nur zerstörte Trachealring durch Nähte geschlossen.

Schon ca. $^1/_2$ Stunde post operationem wurde der Tubus ausgehustet, so daß nichts übrig blieb, als die Nähte zu lösen und statt des Tubus ein Gummirohr einzuführen, subglottisch beginnend, nach unten bis auf die Trachealkanüle reichend.

12. Februar. Kind hat die Operation gut überstanden. Die Haut- und anderen Nähte an der Wunde haben sämtlich, obwohl entspannt, durchgeschnitten, so daß jetzt eine weite, gut granulierende Wundfläche zutage liegt, in deren Tiefe der Kanal zu sehen und bis zu seinen Enden zu verfolgen ist. Es wird abermals ein Drainrohr eingelegt und darüber tamponiert.

Das Gummirohr wird in den ersten Tagen gut gehalten, der Kanal bleibt offen, aber im Verlauf von 14 Tagen wird mit beginnender Vernarbung der Kanal immer enger, das Drainrohr kann in keiner Weise fixiert werden, auch ein Versuch, durch Tamponade ein Lumen zu erhalten, mißlingt, so daß in der Folge wieder vollständige Okklusion eintritt.

Am 17. Juli 1904 Entlassung als Kanülard.

Fall XIV.

2. Willi N., ein kräftiger, gut genährter Knabe im Alter von $2^1/_4$ Jahren, kommt am 4. Dezember 1905 mit Diphtheria narium et laryngis zur Aufnahme in das Leipziger Kinderkrankenhaus am 1. Tage der Erkrankung.

Rachen, Tonsillen und weicher Gaumen sind gerötet, geschwollen, aber frei von Belägen. Innere Organe ohne Besonderheiten. Puls frequent aber kräftig. Seruminjektion.

Wegen hochgradiger Dyspnoë mit inspiratorischem Stridor und seitlichen Einziehungen wird bald nach der Aufnahme intubiert. Nach 8 maliger Intubation für zusammen 200 Stunden wird die Atmung nach den Extubationen nicht freier, stets sehr schnell einsetzende Erstickungsanfälle zwingen jedesmal zu baldiger Reintubation, außerdem entsteht allmählich eine Aspirationspneumonie.

Es wird deshalb am 17. Dezember sekundär tracheotomiert. Nach dem Luftröhrenschnitt bestehen die pneumonischen Erscheinungen fort, es wird zähes, das Dekanülement erschwerendes Sekret expektoriert.

Alle 2 Tage, mitunter auch täglich vorgenommene Kontrollintubationen ergeben spielend leichte Einführung des Tubus, auch des verlängerten III./IV. Tubus, der eine zeitlang benutzt wird; ohne Tubus und Kanüle bleibt die Atmung nur wenige Minuten frei.

Am 16. Januar wird die Extubation in Narkose vorgenommen wodurch für 20 Minuten Stenose freie Atmung erzielt wird, bis plötzlich ohne irgend welche vorherige Anzeichen fast momentane Asphyxie einsetzt, die nur durch sofortiges Einführen der Kanüle behoben werden kann.

Vom 26. Januar 1906 ab wird fast täglich mit dem III./IV. Tubus-Bauer für mehrere Stunden intubiert. Expektoration einer 1 cm langen Membranröhre (?). Seruminjektion.

Am 3. Februar treten Masern auf. Nach leichtem Verlauf derselben zeigt eine am 13. Februar vorgenommene Kontrollintubation normale Durchgängigkeit des Larynx.

7. März. Das Kind hat sich gut erholt, trägt fast immer die Trachealkanüle. Die Intubationen (täglich für mehrere Stunden) gelingen jetzt mit dem III./IV. Tubus schwerer. Mit einem deutlich fühlbaren Ruck gleitet der Tubus jedesmal durch eine ca. $^1/_2$ Tubuslänge unter dem Aditus laryngis sitzende stenosierte Stelle.

15. März. Leichtes Erysipel der Tracheotomiewunde.

Von Mitte März ab gelingt es öfters, das Kind für mehrere Stunden ohne Tubus und Kanüle atmen zu lassen, bis Ende April endlich die Atmung $12^1/_2$ Stunden frei bleibt, während welcher Zeit das Kind unbeeinträchtigt essen, schlafen und spielen kann. Auffallend ist, daß, nachdem so viele Stunden hindurch ganz stenosefreie Atmung bestanden hat, dann immer wegen schnell einsetzender Erstickungsanfälle der Tubus wieder eingeführt werden muß.

Mitte März war die Trachealkanüle definitiv entfernt und die Wunde inzwischen verheilt. Seitdem Dauerintubation.

In der Folgezeit bis Mitte Mai wiederholt sich immer dasselbe Spiel, nur daß jetzt die Intubationen immer schwerer gelingen, so daß eine beginnende starke Narbenkontraktur angenommen wird, vielleicht verbunden mit Granulationen, die vom Tubusdruck befreit sich nach einigen Stunden strotzend mit Blut füllen und so die oben erwähnten Erstickungsanfälle erklären.

Ende Mai wird auf den dringenden Wunsch der Eltern, die sich zur Abkürzung der Behandlung zu einer Operation bereit erklären, die Vornahme der Laryngofissur beschlossen, in der Absicht, die offenbar

vorhandenen Granulationen zu entfernen und so die Heilung zu be-
schleunigen.

Deshalb am 30. Mai 1906 Verlegung auf die chirurgische Abteilung
des Leipziger Kinderkrankenhauses.

Bei der am 30. Mai vorgenommenen Laryngofissur bestätigt sich
die Diagnose auf Granulationen im Larynx. Exkochleation derselben
und Verschorfung mit dem Paquelin. Nach der Operation gelingt es
nicht, Schornsteinkanülen oder Tuben im Larynx zu fixieren. Der in
der Gegend der obersten Trachealringe und des untersten Kehlkopf-
abschnittes jetzt völlig haltlose Respirationstraktus klappt bei jeder
Inspiration zusammen. Mit zunehmender Vernarbung kann ein Lumen nicht
offen gehalten werden, so daß binnen kurzem völlige Obliteration eintritt.

Vergleichen wir im folgenden ganz kurz die 14 Fälle, so
gibt uns Tabelle I eine Übersicht über die Intubationsdauer
bis zur sekundären Tracheotomie.

Tabelle I.

Intubationsdauer bis zur sekundären Tracheotomie	Summe	Alter Jahr				Narbenstrikturen		Narbenverschlüsse	Geheilt	Ungeheilt	Gestorben
		1	2	3	8	I. Grad	II. Grad				
Über 72 Stunden	1				1		1			1	
„ 96 „											
„ 120 „	1		1			1			1		
„ 144 „											
„ 168 „	3		3			2	1			1	2
„ 192 „	3	1	2			2		1	1	1	1
„ 216 „	1			1		1			1		
„ 240 „	1	1				1					1
„ 264 „	1		1			1			1		
„ 288 „											
„ 312 „											
„ 336 „	1		1				1				1
„ 500 „	2		2				1	1	1	1	
Summe	14	2	10	1	1	8	4	2	5	4	5

Aus Tabelle I geht zur Genüge hervor, daß wir nicht aus
Furcht vor dem Dekubitus nach einem bestimmten für alle
Fälle von vornherein festgesetzten Termine sekundär tracheo-
tomieren. Sie zeigt aber auch, daß die Schwere der Striktur
doch in einem gewissen Abhängigkeitsverhältnis zur Dauer der
Intubation steht. So sehen wir, daß die eine über 500 Stun-

den fortgesetzte Intubation zu einer schweren Narbenstriktur II. Grades (Fall IX), die andere sogar zu einem Narbenver- schluß (Fall XIII) geführt hat, allerdings konnte der leichtere von beiden Fällen durch lange Dilatationsbehandlung geheilt werden. Nach der nächst kürzeren Intubationsdauer sehen wir wieder eine Narbenstriktur II. Grades. Dem zu widersprechen scheint die Tatsache, daß bei der zweiten Okklusion (Fall XIV) schon eine 200 stündige Intubationsdauer[1]) genügt hat, um ihre Entstehung nach der sekundären Tracheotomie zu ermöglichen. Es handelt sich dabei aber um keinen typischen Narbenver- schluß, sondern um eine Okklusion, die im Anschluß an eine wegen Narbenstriktur mehrere Monate später vorgenommene Laryngofissur entstanden war. Gleichfalls einer Erklärung bedarf vielleicht noch die Narbenstriktur II. Grades (Fall X) nach nur $83^1/_2$ stündiger Intubationsdauer[2]) bis zur sekundären Tracheotomie. Dieser Fall eines 8 jährigen Kindes nimmt aber in jeder Beziehung eine Sonderstellung ein, indem anfangs weder der Tubus noch die Trachealkanüle vertragen wurde, so daß sich Intubation und Tracheotomie wegen der bei jedem der beiden Operationsverfahren nach mehreren Tagen ein- tretenden Schmerzen im Larynx und blutigen Auswurfes immer wieder abwechseln mußten. So ist auch dieses Kind wenige Tage nach der sekundären Tracheotomie wieder längere Zeit sekundär intubiert gewesen, so daß auch dieser Fall noch während des Ablaufes des diphtherischen Prozesses im Larynx relativ lange intubiert war. Außerdem trat die erste Striktur- erscheinung in diesem Falle nicht nach Sistierung der Intubation infolge vorgenommener sekundärer Tracheotomie ein, sondern erst neun Tage nach dem Aufhören einer noch einen Monat nach dem Dekanülement fortgesetzten Intubationsperiode.

Wie Tabelle II ergibt, hatten wir keine Narbenstenosierung bei einem Kinde unter 1 Jahr zu verzeichnen.

Am schwersten betroffen ist das Alter von 2 Jahren, das mit 10 Fällen, unter ihnen die beiden Narbenverschlüsse und drei Narbenstrikturen II. Grades, das Hauptkontingent stellt, während das Alter von 3 Jahren nur durch einen Fall vertreten ist.

---

1) cf. Tab. I Über 192 Stunden intubiert.
2) cf. Tab. I Über 72 Stunden intubiert.

Versuchen wir uns diese Verteilung der Fälle auf die einzelnen Altersstufen zu erklären, so gibt uns eine Zusammenstellung der in den Jahren 1902—1905 sekundär tracheotomierten Kinder dieser Altersklassen Auskunft, denn, wie wir später sehen werden, entstehen die Narbenstenosen fast ausnahmslos nach Sistierung der Intubation infolge vorgenommener sekundärer Tracheotomie.

Tabelle II.

Alter	Summe	Narbenstrikturen		Narben-ver-schlüsse	geheilt	un-geheilt	ge-storben
		I. Grad	II. Grad				
1 Jahr	2	2					2
2 Jahre	10	5	3	2	4	3[1])	3
3 Jahre	1	1			1		
8 Jahre	1		1			1	
Summe	14	8	4	2	5	4	5

In den Jahren 1902 bis 1905 wurden intubiert und sekundär tracheotomiert:

Kinder unter 1 Jahr   19, davon gestorben 18 $= 94{,}7\,\%$
„   von   1 „   48, „   „   44 $= 91{,}6\,\%$
„   „   2 Jahren 42, „   „   27 $= 64{,}3\,\%$
„   „   3 „   30, „   „   16 $= 53{,}3\,\%$

Hiernach sind die sekundär tracheotomierten Kinder unter 1 Jahre und die einjährigen fast alle gestorben, von den zweijährigen bleiben zwar schon mehr am Leben, sie sind aber

Tabelle III.

Grad der Stenosierung	Summe	geheilt	ungeheilt	gestorben
Narbenstrikturen I. Grades	8	4		4
Narbenstrikturen II. Grades	4	1	2[1])	1
Narbenverschlüsse	2		2	
Summe	14	5	4	5

---

[1]) Ein Kind davon wenige Tage nach der Entlassung zuhause erstickt.

offenbar so schwer geschädigt, daß bei ihnen eine Narbenstenose enstehen kann, während die dreijährigen schon durch
ihre besseren Heilungsziffern eine größere Resistenz beweisen.

Von Kindern über 3 Jahren figuriert nur ein achtjähriges
in der Tabelle, ein Fall (X), der, wie schon oben erwähnt, in
vieler Beziehung eine Sonderstellung einnimmt. Die 1 Jahr alten
Kinder — zwei an der Zahl — spielen insofern eine traurige
Rolle, als beide an einer interkurrenten Krankheit starben, trotzdem ihre Striktur nur eine leichte war.

Aus Tabelle III ergeben sich vor allem die Behandlungs-
resultate. Unter acht Narbenstrikturen I. Grades sehen wir
vier Heilungen. Ein fünftes Kind dieser Kathegorie ist nach
der Heilung an Masern gestorben. Weniger günstig schneiden
die 4 Strikturen II. Grades ab, unter denen nur der eine, über
500 Stunden intubierte Fall geheilt werden konnte. Das Er-
gebnis fällt etwas besser aus, wenn man in Rechnung zieht,
daß bei den beiden ungeheilten Narbenstrikturen II. Grades, in
dem einen die Verlogenheit des Kindes (Fall X) ein fast völliges
Heilungsresultat, in dem anderen (Fall XII) der Unverstand
und die Indolenz der Eltern eine zweifellos beginnende Heilung
zuschanden machte. Beide Okklusionen sind ungeheilt.

Es verdient hervorgehoben zu werden, daß, abgesehen von
den beiden Atresien, in jedem der übrigen Fälle eine Okklusion
verhindert werden, und sogar in den gestorbenen Fällen, soweit
überhaupt noch eine Behandlung eingeleitet werden konnte,
noch ante exitum eine freie Passage im Larynx, in einem Falle
sogar die Heilung erreicht werden konnte. Bei der einen
schweren Atresie gelang es nicht, den Verschluß zu verhindern,
weil wegen der Schwere einer hinzugetretenen Maserninfektion
eine zeitlang (8 Tage) die Intubation unterbleiben mußte, trotzdem eine beginnende Narbenkontraktur schon mit Sicherheit
festgestellt und deshalb die Behandlung eingeleitet war. In
diesem kurzen Zeitraume war die vorher durchgängige Striktur
impermeabel geworden. Die andere Okklusion ist erst nach
mehrmonatlicher Behandlung einer Striktur leichten Grades
nach einer dann vorgenommenen Laryngofissur entstanden und
wäre daher auch besser als Narbenverschluß nach Laryngofissur
zu bezeichnen.

Es war eingangs erwähnt worden, daß am Leipziger Kinder-

krankenhause von 1892 bis 1901 (inkl.), d. h. in einer neun-
jährigen Intubationsperiode sich nur 2 Narbenstenosen finden,
während wir in den 4 Jahren von 1902 bis 1905 die hier abgehandelten 14 Fälle erleben mußten und in der Zwischenzeit,
den 6 Jahren von 1896 bis 1901 kein einziger Fall dieser Art
beobachtet wurde.

Dieses eigentümliche Auftreten der Narbenstenosen in den
einzelnen Jahrgängen erfordert gewiß eine Erklärung.

Tabelle IV.

| Jahrgang | Narbenstrikturen | | Narben-ver-schlüsse | Summe |
	I. Grad	II. Grad		
1902		2		2
1903	4	1	1	6
1904	1	1		2
1905	3		1	4
Summe	8	4	2	14

In Tabelle IV sind die 14 Fälle der Jahre 1902 bis 1905
nach den Jahrgängen geordnet, in denen sie aufgetreten sind.

Aus ihr ersehen wir, daß das Jahr 1903 am übelsten betroffen ist mit 6 Narbenstenosen. Davon sind 4 Strikturen
I. Grades, eine II. Grades und eine schwere Okklusion. Nicht
viel besser liegen die Verhältnisse im Jahre 1905, in dem
4 Fälle von Narbenstenosen zu verzeichnen sind, darunter die
eine Atresie nach Laryngofissur.

Tabelle V soll uns Auskunft geben über diese eigentümliche Verteilung der Fälle auf die einzelnen Jahrgänge.

In der I. Rubrik ist die Diphtheriemortalität aller in einem
Jahre im Leipziger Kinderkrankenhause an Diphtherie überhaupt
behandelter Kinder aufgeführt.

Wir sehen, daß bei uns in der zweiten Hälfte des Jahres
1894 nach Einführung der Serumtherapie ein Rückgang der
Diphtheriemortalität von 43,0$^0/_0$ der Vorserumzeit auf 14,6$^0/_0$
eintritt. Aber schon 1895 steigt sie wieder an auf 20,8$^0/_0$, eine
Höhe, die sie nur 1903 und 1905 wieder erreicht, und gerade

in diese Jahre fallen 1895 eine Narbenstenose, 1903 mit der höchsten bei uns in der Serumzeit beobachteten Mortalität mit 21,7 °/₀ 6 Stenosefälle, darunter die schwere Okklusion, und 1905 mit der nächst niedrigen Mortalitätsziffer von 21,3 °/₀ 4 Narbenstenosen.

Tabelle V.

	Jahr-gang	Diphtheriemortalität in °/₀			Leipziger K.-K.-H.		
		Leipziger K.-K.-H.	Reich [1]	Zup-pinger [2]	Operierte auf die Gesamt-zahl berechnet	Von den Operierten gestorben	Narben-strikturen u. -verschlüsse
Vor-serum-zeit	1892	57,8	56,2		51,9	75,0	
	1893	46,1	46,9	36	47,8	70,9	
	1894	43,0		40			
			37,5		46,5	48,4	
	1894	14,6					
Serumzeit	1895	**20,8**	17,4	21	31,6	**41,7**	1
	1896	15,5	15,7	17	31,4	38,1	
	1897	13,6	20,9	15	21,0	30,6	
	1898	18,3	16,7	4,7	20,9	40,6	
	1899	8,2	16,8	12,5	25,0	18,9	
	1900	11,3	14,9	12,5	38,9	19,6	
	1901	14,4	13,3	12	37,8	23,7	
	1902	13,9	14,2	9	**41,3**	24,5	2
	1903	**21,7**	15,5	7,3	**43,8**	**44,1**	6
	1904	**18,4**		8	42,7	32,9	2
	1905	**21,3**			**50,3**	32,0	4
	Rubrik	I	II	III	IV	V	15 [3]

Auch kamen vom Jahre 1902 ab von den Diphtherieaufaufnahmen viel mehr Kinder zur Operation (Rubrik IV) und zwar in einem Prozentsatz, der fast den der Vorserumzeit erreicht.

Die Mortalität der Operierten ist (Rubrik V) mit der höchsten

---

[1] Reich, 15 Jahre Intubation, Jahrbuch f. Kinderheilk., 1907. Der Tabelle S. 300 entnommen.

[2] Zuppinger, Zur Kenntnis des Intubationstraumas, Jahrbuch f. Kinderheilk., 1906. Der Tabelle S. 338 entnommen.

[3] Der 16. Fall aus dem Heubnerschen Material ist nicht mit angeführt.

Zahl der Serumzeit von 44,1 $\%$ wieder im Jahre 1903 am größten (6 Narbenstenosen), die nächst niedrige Ziffer fällt in das Jahr 1895 (1 Narbenstenose).

Wir haben soeben gesehen, daß in den Jahren 1902 bis 1905 am Leipziger Kinderkrankenhaus eine hohe Diphtheriemortalität bestand, und daß in diesen Jahren auch vielmehr Kinder zur Aufnahme kamen, die einer Operation bedurften. Das hängt zum größten Teil damit zusammen, daß in den ersten Jahren nach Einführung des Heilserums auch die leichten Fälle allein schon zur Seruminjektion gebracht wurden, während in den späteren Jahren, nachdem die Serumtherapie Allgemeingut der praktischen Ärzte geworden war, diese leichten Fälle auch ohne Krankenhausbehandlung zuhause geheilt werden konnten. Seitdem werden Kinder ins Krankenhaus geschickt, bei denen trotz Seruminjektion außerhalb eine Besserung nicht zu erzielen war, d. h. die schwersten Fälle. So ist in den letzten Jahren eine Verschlechterung unseres Diphtheriemateriales eingetreten, indem die Kinder häufig nicht in den ersten Tagen der Erkrankung zur Aufnahme gebracht wurden, sondern erst als ultima ratio, in hoffnungslosem Zustande mit abgearbeitetem Herzen und Aspirationspneumonien. Die Zahl der Kinder, die in den Jahren 1902 bis 1905 moribund in unsere Behandlung kamen oder innerhalb 24 Stunden nach der Einlieferung starben, ist eine erschreckend hohe. Folgende Zahlen sind den Jahresberichten des Leipziger Kinderkrankenhauses entnommen:

1902 wurden 12 Kinder moribund eingeliefert,
1903   ,,   11   ,,   ,,   ,,   , 1 Kind tot,
1904 starben innerhalb der ersten 24 Stunden nach der Aufnahme 42 Kinder = 54,55 $\%$ der Gestorbenen,
1905 starben innerhalb der ersten 24 Stunden nach der Aufnahme 22 Kinder = 31,42 $\%$ der Gestorbenen.

Nach diesen Ausführungen besteht zweifellos ein Abhängigkeitsverhältnis zwischen der Schwere des Diphtheriemateriales und dem Vorkommen der Narbenstenosen.

Zum Vergleich mit dem Diphtheriematerial anderer Krankenhäuser ist in Tabelle V neben der Diphtheriemortalität des Leipziger Kinderkrankenhauses (Rubrik I) die der v. Rankeschen Klinik (Rubrik II) und die des Kronprinz Rudolf-Kinderspitales in Wien (Rubrik III) angeführt, da aus diesen Spitälern

in den jüngst erschienenen Arbeiten von Reich[1]) und Zuppinger[2])
bis in die letzten Jahre reichende Tabellen enthalten sind.

Von allen 3 Krankenhäusern hat das Wiener, aus dem
über 2 Kanülards auf 523 Operierte $= 0{,}38\,^0/_0$ berichtet wird,
die niedrigste Diphtheriemortalität, und zwar vor wie nach der
Einführung des Heilserums. Die der v. Ranke'schen Klinik
zeigt weniger Schwankungen und hält sich ziemlich gleichmäßig
zwischen 13 und 20 $^0/_0$, verdient aber mit den Zuppinger-
schen Zahlen verglichen, schon recht ungünstig genannt zu
werden. Dabei berichtet Reich über 18 Narbenstenosen $= 1{,}4\,^0/_0$
aller Operierten. Unsere Leipziger Diphtheriemortalität wird
kaum als viel besser wie die Münchener bezeichnet werden
können, ja in ihren Extremen übertrifft sie diese um ein weniges.
Aus unserem Material war im ganzen über 16 Fälle zu berichten
$= 1\,^0/_0$ der Operierten (ohne primär Tracheotomierte).

So sehen wir auch hier ein gewisses Abhängigkeitsverhältnis zwischen der Schwere des Diphtheriemateriales und dem
Vorkommen von Narbenstenosen.

Welchen Einfluß die Schwere der jeweiligen Diphtherie-
epidemie auf das Zustandekommen der Narbenstenosen hat,
hier zu erörtern, würde zu weit führen. Die Beantwortung
dieser interessanten Frage wäre vielmehr Sache einer besonderen
Arbeit.

Es scheint auch nicht ganz ausgeschlossen, daß die sowohl
bei unseren Fällen (cf. die Krankengeschichten), wie bei denen
der Literatur ebenso häufig beobachteten Maserninfektionen in
gewisser Hinsicht für den schwereren Verlauf solcher Fälle ver-
antwortlich zu machen sind.

Ein größerer Wechsel der Stationsärzte trat bei uns in diesen
Jahren nicht ein. Die durchschnittliche Dienstdauer auf der
Diphtheriestation betrug 9 Monate.

Sehen wir uns in der Literatur um, was über die Narbenstenosen bisher veröffentlicht ist, so finden wir, daß in den
jüngst erschienenen Arbeiten, die sich mit der Intubation beschäftigen, nur wenig zur Klärung dieser uns hier interessieren-
den Fragen beigetragen ist.

---

[1]) Reich, 15 Jahre Intubation, Jahrb. f. Kinderheilk. 1907.

[2]) Zuppinger, Zur Kenntnis des Intubationstraumas, Jahrb. f. Kinderheilk. 1906.

Zuppinger[1]) berichtet nebenbei über 2 Kanülards innerhalb 12 Jahren, von denen bei dem einen mehrmals die Laryngofissur und mehrere plastische Operationen ausgeführt wurden. Das Kind starb nach 6 Jahren an Miliartuberkulose. Aus dem Sektionsbefund ist eine narbige Atresie des Krikoidalringes das Erwähnenswerteste. Auch bei dem anderen, einer sekundären Diphtherieinfektion nach Masern, sind mehrere Laryngofissuren gemacht. Das Kind trägt wegen eines nach der letzten Laryngofissur zwischen Trachea und Larynx entstandenen Spornes eine Schornsteinkanüle. Interessant ist bei beiden Fällen, daß schon 3 Tage nach der sekundären Tracheotomie bei oft wiederholten Versuchen auch die kleinste Tubusnummer sich nicht mehr einführen ließ.

Auch in der umfangreichen Arbeit von Reich[2]) aus der v. Rankeschen Klinik erfahren wir über den Krankheitsverlauf der 18 angeführten Narbenstenosen nur wenig Einzelheiten. Das für uns wichtigste soll hier angeführt werden.

Bemerkenswert ist vor allem ein nicht besonders hochgradiger Fall von Trachealstriktur nach ausschließlicher Intubation, der bei einem Erstickungsanfall zum Exitus kam. Auch von den übrigen 17 Fällen ist keiner geheilt, 7 starben an interkurrenten Krankheiten, 8 wurden als Kanülards entlassen. Das erste Hindernis trat nicht vor dem 6. bis 8. Tage post tracheotomiam auf, meist war zwischen dem 20. und 30. Tage nach dem Luftröhrenschnitt die Stenosierung eine vollständige. Es wird auch ein Fall erwähnt, bei dem am 6. Tage nach der sekundären Tracheotomie die Intubation noch leicht und ohne Mühe gelungen war, während bereits am 10. Tage jegliche Intubation und Sondierung scheiterte. Aber auch protrahierterer Verlauf wurde beobachtet, so trat in einem Falle erst 30 Tage nach dem 2. Dekanülement die Stenosierung auf. Als Analogon zu unserem Falle schwerer Atresie sei noch die eine Narbenstenose angeführt, bei der die Intubation erst 4 Wochen nach der Tracheotomie zum ersten Male schwierig und 8 Tage später bereits völlig unmöglich war.

Nicht ganz im Einklange mit den von uns gemachten

---

[1]) l. c. S. 361.
[2]) l. c. S. 464 u. 465.

Erfahrungen steht die Tatsache, daß in keinem einzigen Falle, trotz anfänglich guter Erfolge mit der Dilatation eine Heilung erreicht werden konnte.

Das Alter der 18 Fälle Reichs ist, wie beifolgende Tabelle zeigt, wesentlich von dem der unserigen verschieden.

Tabelle VI.

Alter	Reich	Leipziger Kinderkrankenhaus
0—1 Jahr	1 Fall	—
1—2 Jahre	5 Fälle	2 Fälle
2—3 Jahre	2 Fälle	10 Fälle
3—4 Jahre	7 Fälle	1 Fall
4—5 Jahre	3 Fälle	—
8 Jahre	—	1 Fall
	18 Fälle	14 Fälle

Heubner[1]) erwähnt ganz kurz 3 Narbenverschlüsse (aus seinem Berliner Material), von denen 2 durch die Königsche Operation geheilt wurden.

In der älteren Literatur finden sich, nebenbei erwähnt, noch folgende Narbenstrikturen[2]): Wiederhofer (im Jahre 1894) 7 Fälle, Ganghofner 3 Fälle, Baginsky 4 Fälle, Heubner (Leipziger Material) 1 Fall, Variot 3 Fälle, Bayeux 4 Fälle, Grosz 4 Fälle, aus der amerikanischen Literatur nur 1 Fall (O'Dwyer und Lesser), über die aber genauere Einzelheiten nicht berichtet sind.

Die mit ausführlicheren Krankengeschichten veröffentlichten Narbenstrikturen und Narbenverschlüsse sind bis 1901 bei J. v. Bókay[3]), bis 1902 bei Galatti[2]), der einen ganz kurz vorher publizierten Fall von Ritter[4]) schon mit angeführt hat,

---

[1]) Heubner, Lehrb. d. Kinderheilk., Bd. I, 1906, S. 504.

[2]) Zitiert nach Galatti, Das Intubationsgeschwür und seine Folgen. Wien 1902, S. 93.

[3]) J. v. Bókay, Über das Intubationstrauma. Deutsche Zeitschr. f. Chirurgie. Bd. 58. 1901.

[4]) G. v. Ritter, Zur Kenntnis der Atresia laryngis post intubationem, Arch. f. Kinderheilk. Bd. 32. 1901.

erschöpfend zusammengestellt. Seitdem sind meines Wissens keine neuen Fälle dieser Art mehr ausführlich beschrieben.

I. Die Narbenstrikturen.

Aus der ganzen Literatur konnte Galatti nur 6 eingehend geschilderte Narbenstrikturen zusammenstellen (Tab. VII). Die geringe Zahl der bisherigen ausführlichen Veröffentlichungen von Fällen gerade dieser Kategorie ist um so bedauerlicher, als man aus diesen leichteren, z. T. noch in der Entstehung begriffenen Narbenstenosen für das Zustandekommen, die Prophylaxe und die Therapie der schwereren, der Narbenverschlüsse, viel lernen könnte.

Der Zeitraum, in dem bei den 6 Narbenstrikturen das Hindernis nach der sekundären Tracheotomie auftrat, ist ein relativ langer, so in dem Falle von Boulay 6 Monate, in den beiden von Bókay 83 und 42 Tage, in dem von Ganghofner 3 Wochen post tracheotomiam, für die übrigen beiden ist leider keine genaue Angabe vorhanden.

Die Intubationsdauer war außer in dem einen offenbar auch leichtesten von Hagenbach, mit 24 Stunden Intubation bis zur sekundären Tracheotomie, eine relativ lange: 1 mal 180 Stunden, 1 mal 302 Stunden, 2 mal 18 Tage und 1 mal 5 Wochen.

In dem Falle von Hagenbach (Fall 6), der, wie soeben erwähnt, nur 24 Stunden intubiert war, konnte schon nach 9 tägiger methodischer Intubation eine Heilung erreicht werden. Gleichfalls durch systematische Intubation allein konnten 2 weitere behoben werden: Fall 5 (Ganghofner) nach 16 monatlicher, Fall 4 (v. Bókay) nach 2 monatlicher Behandlung. Diese 3 Fälle (4—6 der Tabelle) würden nach unserer Einteilung den Strikturen I. Grades zuzurechnen sein. Die restierenden 3 Fälle (1—3 der Tabelle) würden unseren Strikturen II. Grades entsprechen, bei ihnen konnten anfangs nur feine Sonden und Bougies eingeführt werden, 2 von ihnen kamen zur Heilung, Fall 3 (v. Bókay) nach 4 monatlicher, Fall 2 (Boulay) nach 2 jähriger Behandlung. Der dritte, Fall 1 (Ausset), mußte als Kanülard entlassen werden, da die Dilatation mit Sonden und Bougies erfolglos war, und eine Laryngofissur von den Eltern nicht zugegeben wurde.

Tabelle VII.[1]

Die Narbenstrikturen.

Autor	Name, Alter	Autoextubationen	Tracheotomie	Zeit d. Auftretens der Striktur	Bemerkung	Behandlung	Ausgang
1. Ausset	Jeanne M., 5 Jahre	Vom 3. Tage an 7 Autoextubationen	Nach 180 Stunden	?	—	Die Dilatation führt zu keinem Resultat	Mit Trachealkanüle entlassen
2. Boulay	Alice D., 4 Jahre	Drei im Beginn	Nach 18 täg. Intubation	6 Monate nach der Tracheotomie	Im Beginn laryngosk.: subglott. Schwellung konstatiert	Dilatation mit Metallsonden	Heilung nach 2 Jahren
3. Bókay	Karl P., 2 Jahre	?	Nach 18 Tagen	83 Tage nach der Tracheotomie	Sondierung mit der kleinsten Bougie, sehr schwierig	Methodische Dilatation mit Bougie und dann mit Tuben	Heilung nach 4 monatl. Behandlung
4. Bókay	Marie S., 2 Jahre	?	Nach 302 Stunden	42 Tage nach der Tracheotomie	—	Methodische Dilatation	Heilung nach 2 monatl. Behandlung
5. Ganghofner	Knabe, 5 Jahre	?	Nach 5 Wochen	3 Wochen nach der Tracheotomie	3 mal tracheotomiert	Intubation zur Dilatierung der Striktur	Heilung nach 16 monatl. Behandlung
6. Hagenbach	Maurer Hans, $4^1/_3$ Jahre	?	Nach 24 Stunden	?	2 mal tracheotomiert, das zweitemal im Narbengewebe	Methodische Intubation durch 9 Tage	Heilung (zeitweilig Atmung keuchend)

[1]) Tabelle VII ist unverändert Galatti entnommen. Das Intubationsgeschwür und seine Folgen. Wien 1902. S. 94 u. 95.

Bei einem Vergleich unserer Narbenstrikturen, die der besseren Übersicht wegen in Tabelle VIII und IX A noch einmal zusammengestellt sind, mit den 6 Fällen der Literatur ist zunächst das relativ schnelle Auftreten der ersten Strikturerscheinung nach der sekundären Tracheotomie auffallend. Das Hindernis im Larynx zeigt sich bei den Strikturen I. Grades 2mal schon 2 Tage, je 1mal 3, 7, 9, 12, 18 Tage und 1mal $1^1/_2$ Monate, bei den Strikturen II. Grades 1mal 9, 2mal 14 Tage und 1mal 1 Monat nach der sekundären Tracheotomie. Bei den Strikturen II. Grades waren die Kontrollintubationen erst längere Zeit nach dem Luftröhrenschnitt und in größeren Abständen vorgenommen, so daß der erste Beginn der Striktur nicht wie bei denen I. Grades sofort bemerkt wurde. Es scheint daher nicht unmöglich, daß mit rechtzeitigen Kontrollintubationen das Vorkommen einer Striktur II. Grades oder gar einer impermeabeln Narbenstenose überhaupt verhütet werden kann. Das gleiche lehren die beiden oben erwähnten Fälle von Zuppinger, in denen schon 3 Tage nach der Tracheotomie der Widerstand im Larynx auftrat, ferner der noch später bei den Narbenverschlüssen zu erwähnende Fall v. Ritters, bei dem 4 Tage post tracheotomiam der Tubus nicht mehr eingeführt werden konnte, endlich auch die Zahlen Reichs, der zwar nicht vor dem 6. bis 8. Tage die Striktur auftreten sah, aber doch angibt, daß meist zwischen dem 20. und 30. Tage nach der Tracheotomie die Stenosierung eine vollständige war.

Wenn schon 2—3 Tage nach der sekundären Tracheotomie bei der Einführung des Tubus ein Hindernis gefunden wird, so kann wohl noch keine ausgesprochene Narbe im Larynx angenommen werden, sondern das vom Tubendruck befreite Dekubitalgeschwür und seine Umgebung, besonders in der Ringknorpelgegend, dieser an sich schon engen Stelle und dem Prädilektionssitze der Druckgeschwüre, wird entzündlich infiltriert, schwillt an, und in einigen Fällen treten noch Granulationswucherungen hinzu, das enge Lumen noch mehr verschließend. So ist es verständlich, daß schon wenige Tage post tracheotomiam die Einführung des dem Alter entsprechenden Tubus sehr erschwert, unter Umständen sogar die des I. Tubus unmöglich sein kann. Es handelt sich bei diesen so früh auftretenden Widerständen im Larynx meist um die Anfangsstadien einer

Tabelle VIII. **Narbenstrikturen**

Fall	Name, Alter	Auto-extubationen	Tracheotomie	Zeit des Auftretens der Striktur
I	Herbert Sch., $3^1/_2$ Jahre	—	Nach 230 Stunden	3 Tage nach der Tracheotomie
II	Helmut Z., $1^4/_{12}$ Jahre	1 mal	Nach $244^3/_4$ Stdn.	12 Tage nach der Tracheotomie, 7 Tage vorher Kontrollintubation o. B.
III	Fritz N., $^5/_4$ Jahre	1 mal	Nach $214^1/_4$ Stdn.	2 Tage nach der Tracheotomie
IV	Margarete K., $2^{10}/_{12}$ Jahre	—	Nach $279^1/_2$ Stdn.	7 Tage nach der Tracheotomie, 5 Tage vorher Kontrollintubation o. B.
V	Leonie Z., $2^1/_2$ Jahre	—	Nach 184 Stunden	2 Tage nach der Tracheotomie
VI	Johanna L., 2 Jahre	—	Nach $198^1/_2$ Stdn.	18 Tage nach der Tracheotomie, vorher schon die letzten Kontrollintubationen erschwert
VII	Wilhelm G., $2^3/_4$ Jahre	5 mal	Nach $130^1/_4$ Stdn.	9 Tage nach der Tracheotomie, vorher schon die letzten Kontrollintubationen erschwert
VIII	Kurt Sch., $2^1/_2$ Jahre	1 mal	Nach 191 Stunden	$1^1/_2$ Monate nach der Tracheotomie, 14 Tage vorher Kontrollintubation o. B.

¹) Als Heilungstermin ist hier immer der Zeitpunkt zu verstehen, Larynx die Atmung völlig frei bleibt.

I. Grades

Bemerkung	Behandlung	Ausgang
Der dem Alter entsprechende Tubus noch einführbar	Dilatation durch systematische Intubation	Heilung[1]) nach ca. 3 wöchentlicher Behandlung
Striktur für den I. Tubus eben durchgängig	Dilatation durch systematische Intubation (Alaungelatinetuben). Während der fast 1 monatl. Behandlung Rezidiv nach ·13 Tagen freier Atmung ohne Tubus und Kanüle	Exitus an Masern 14 Tage nach völliger Heilung
Striktur für den dem Alter entsprechenden Tubus eben durchgängig	Infolge plötzlichen Exitus nicht möglich	Exitus 8 Tage nach der Tracheotomie infolge Arrosionsblutung durch die Trachealkanüle
Striktur für den dem Alter entsprechenden Tubus eben durchgängig	Dilatation durch systematische Intubation	Heilung nach ca. 3 wöchentlicher Behandlung
Zuerst nur der I. Tubus durchführbar. „Fausse route" bei Forcierung der Larynxpassage	Dilatation durch systematische Intubation	Exitus 14 Tage nach der Tracheotomie an Lobulärpneumonie
Striktur für den dem Alter entsprechenden Tubus eben durchgängig	Dilatation durch systematische Intubation	Heilung nach mehrmonatl. Behandlung
Striktur für den II. Tubus eben durchgängig	Dilatation durch systematische Intubation	Heilung nach 4 monatl. Behandlung
Striktur nur für den I. Tubus durchgängig. „Fausse route" bei Forcierung der Larynxpassage	Dilatation durch systematische Intubation	Exitus an Masern im Beginn der Behandlung

von dem ab ohne Tubus und Kanüle bei dauernd freier Passage im

Tabelle IX A.   **Narbenstrikturen**

Fall	Name, Alter	Auto-extubationen	Tracheotomie	Zeit des Auftretens der Striktur
IX	Erich Sch., 2 Jahre	10 mal	Nach 513 Stunden	14 Tage nach der Tracheotomie
X	Wilhelm K., $8^1/_4$ Jahre I. Aufnahme	1 mal, in der 3. Intubations-periode 14 mal	Nach $83^1/_2$ Stdn. für 5 Tage Tracheotomie, dann folgen 5 Tage Intubation, 11 Tage Tracheotomie, 24 T. Intubation	9 Tage nach der letzten Extubation
X	Wilhelm K., $8^1/_2$ Jahre II. Aufnahme	—	sofort	2 Monate nach der 1. Entlassung
XI	Elsa M., $2^3/_4$ Jahre	11 mal	Nach 355 Stunden	14 Tage nach der Tracheotomie
XII	Richard T., $2^1/_{12}$ Jahre	3 mal	Nach 173 Stunden	1 Monat nach der Tracheotomie. 14 Tage vorher Kontroll-intubation o. B.

Tabelle IX B.   **Narben-**

Fall	Name, Alter	Auto-extubationen	Tracheotomie	Zeit des Auftretens der Striktur bzw. Okklusion
XIII	Alfred H., $2^6/_{12}$ Jahre	12 mal	Nach 583 Stunden	8 Tage nach der Tracheotomie Striktur. 1 Monat nach der Tracheotomie impermeabel (vorher 8 Tage wegen Masern nicht intubiert
XIV	Willi N., $2^1/_4$ Jahre	—	Nach $200^3/_4$ Stdn.	Striktur 3 Monate nach der Tracheotomie trotz täglicher Intubationen

II. Grades.

Bemerkung	Behandlung	Ausgang
Striktur nur für 1³/₄ mm starkes Bougie durchgängig	Dilatation durch Bougies	Heilung nach 2monatl. Behandlung
Striktur nur für den III./IV. Tubus durchgängig	Systematische Intubation	Gebessert nach 4monatl. Behandlung in poliklinische Behandlung entlassen
Striktur nur für feinste Sonden durchgängig	Dilatation mit Dochten, Bougies, Chromsäureätzung	Unterbrechung der fast 2jährigen Behandlung nach fast völliger Heilung Kanülard bei durchgängigem Kehlkopflumen
Striktur nur für feinste Sonden durchgängig	Dilatation mit Dochten und Bougies	Exitus an Pneumonie, vorher war durch Dilatation in 8 Tagen die Striktur für den II. Tubus durchgängig gemacht
Striktur nur für feinste Sonden durchgängig	Dilatation mit Dochten und Bougies	Nach 1jähriger Behandlung beginnende Heilung. Weiterbehandlung von den Eltern verweigert. Zu Hause erstickt.

Verschlüsse.

Bemerkung	Behandlung	Ausgang
Die anfängliche Striktur war für den dem Alter entsprechenden Tubus durchgängig	Zuerst Strikturbehandlung mit Intubation. Dann Laryngofissur, nach derselben Okklusion	Ungeheilt, Kanülard
Striktur für den dem Alter des Kindes entsprechenden Tubus durchgängig	Systematische Intubation. Laryngofissur	Ungeheilt, Kanülard. Nach der Laryngofissur Okklusion

Narbenbildung, aus denen sich erst im Laufe der Zeit eine echte derbe Narbe entwickelt. Diese Widerstände sind noch relativ weich und nachgiebig und daher auch leichter zu behandeln als die schon ausgebildeten narbigen. So sind auch unter den hier abgehandelten 12 Narbenstrikturen allein 6 derartige leichte Fälle (Fall I bis VI), in denen man noch nicht von einer ausgesprochenen narbigen Stenosierung sprechen kann. Naturgemäß ist eine scharfe Abgrenzung gegen diese nicht möglich, da die typischen Narbenstrikturen sich ja aus ihnen entwickeln. Wegen dieser ihrer Zugehörigkeit zu den echten Narbenstenosen, und weil sie — unbehandelt oder vernachlässigt — in solche übergehen, sind sie auch hier als Narbenstrikturen mit angeführt.

Galatti[1]) erwähnt in seiner Monographie über das Intubationsgeschwür und seine Folgen noch eine zweite Art von Strikturbildung, die auch ohne durch die Intubation verschuldet zu sein, sowohl nach Intubation wie nach der Tracheotomie auftreten und das Dekanülement erschweren kann. Sie verdankt nach diesem Autor ihre Entstehung einer Infiltration der subglottischen Schleimhaut selbst, welche statt sich zu resorbieren, in den chronischen Zustand übergeht. Unter diese Kathegorie gehört wohl keiner unserer Fälle, da bei diesen allen infolge langer Intubationsdauer ein ausgedehntes und schweres Druckgeschwür bestand, das zur sekundären Tracheotomie mit der konsekutiven Narbenstenose führte.

Während, wie soeben ausgeführt, bei einigen Fällen die Stenoseerscheinungen kurze Zeit nach der sekundären Tracheotomie im Vordergrunde stehen, sind diese bei anderen nur gering. Die Stenose äußert sich dann, besonders so lange das Dekubitalgeschwür geringe Tendenz zur Vernarbung zeigt, vor allem in dem erschwerten Dekanülement. Die Intubation ist zwar etwas erschwert, womöglich aber noch mit dem dem Alter entsprechenden Tubus ausführbar, trotzdem bleibt die Atmung ohne Tubus und Kanüle nur kurze Zeit frei. Diese Erscheinung haben wir besonders bei indolenten, zur Granulationsbildung neigenden Dekubitalgeschwüren beobachtet. Als Repräsentanten dieser Gruppe nenne ich vor allem die Fälle IV, VI und VII.

[1]) Galatti, Das Intubationsgeschwür und seine Folgen, Wien 1902, S. 101.

Besonders instruktiv ist in dieser Hinsicht Fall VII, bei dem nach vorhergegangener Intubation von $130^1/_4$ Stunden, 9 Tage post tracheotomiam die Intubation zum ersten Male erschwert ist. Der Tubus findet bei $2^1/_2$ monatlicher systematischer Intubationsbehandlung in der Folge immer nur geringen Widerstand im Larynx, die Atmung bleibt zwar ohne Tubus und Kanüle immer eine Zeit lang frei, aber plötzlich einsetzende Dyspnoë zwingt schließlich immer wieder zur Einführung der Kanüle. Nachdem sich dieses Spiel $2^1/_2$ Monate hindurch immer wiederholt hat, gelingt die Intubation immer schwerer. Jedesmal muß nach 1 bis 2 tägiger Intubationspause erst der I. Tubus unter Anwendung einiger Gewalt eingepreßt werden. Das interessante ist, daß jetzt mit beginnender Vernarbung die Atmung zunehmend freier wird. Es handelt sich hier offenbar um ein indolentes zur Granulationsbildung neigendes Druckgeschwür. Die nach der Extubation vom Tubusdruck befreiten Granulationen bleiben noch eine Zeit hindurch blutleer, so lange tritt auch kein Stenoseatmen auf, bis jedesmal die plötzliche Blutfüllung zu einem momentan einsetzenden Erstickungsanfall führt. Mit zunehmender Vernarbung und Verödung des Granulationsgewebes ist ein Schwellen desselben durch reichliche Blutzufuhr nach der Extubation und damit eine rapide Verlegung des Larynxlumens nicht möglich. Es ist ganz unzweifelhaft, daß in diesem Fall das zunehmende Freiwerden der Atmung und die beginnende Vernarbung in einem inneren Zusammenhange steht.

Dasselbe sehen wir in den Fällen mit ausgedehnter Zerstörung des knorpeligen Gerüstes und dadurch bedingtem Mangel an Stabilität des unteren Kehlkopf- und oberen Trachealabschnittes (Fall XII und XIV). Für diese Kathegorie ist Fall XIV das beste Paradigma. Hier betrug die Intubationsdauer nur 200 Stunden bis zur sekundären Tracheotomie, darauf war 3 Monate hindurch das Dekanülement erschwert. Die fast täglich vorgenommenen Intubationen gelangen anfangs mühelos, dann immer schwerer, gleichzeitig wird die Atmung zunehmend freier. Zur Abkürzung der Behandlung wird die Laryngofissur gemacht, durch die das Vorhandensein der schon vorher angenommenen Granulationen bestätigt wird. Durch Exkochleation des in Vernarbung begriffenen Granulationsgewebes verliert der

Kehlkopf aber offenbar den eben erst sich wieder bildenden festen Halt. Der jetzt wieder schlaffe Teil des Respirationstraktus klappt bei jeder Inspiration zusammen, eine Offenhaltung des Kanales scheitert, so daß im Laufe der Zeit eine Okklusion[1] entsteht.

Ähnliches zeigt Fall XII, auch hier als Hauptsymptom das erschwerte Dekanülement. Bei nur alle 14 Tage vorgenommenen Kontrollintubationen hat das sich selbst überlassene schwere, offenbar mit Zerstörung des Knorpels einhergehende Dekubitalgeschwür 1 Monat nach der sekundären Tracheotomie zu einer derartig hochgradigen Stenosierung geführt, daß nur feinste Sonden eingeführt werden können. Die Dilatation gelingt endlich, aber freie Atmung wird dadurch nicht erzielt, fast ein Jahr hindurch ist in der Folgezeit das erschwerte Dekanülement das einzige Symptom. Die anfangs noch etwas erschwerte Einführung des Tubus wird bei fast täglicher Intubation immer leichter und gelingt zuletzt spielend. Trotz freier Passage im Larynx ist die orale Atmung ohne Tubus und Kanüle nur kurze Zeit frei, dann tritt jedesmal fast momentane Asphyxie ein, bis nach einjähriger Behandlungsdauer die Atmung anfangs nur für Stunden, dann für Tage frei bleibt.

Wir werden nicht fehl gehen, auch in diesem Falle eine weitgehende Zerstörung des knorpeligen Kehlkopfgerüstes anzunehmen, bei der erst eine einjährige Behandlungsdauer nötig ist, um dem anfangs ganz haltlosen und weichen Respirationstraktus mit der Bildung eines narbigen Kanales um den Tubus wieder die für die Respiration nötige Stabilität zu geben.

Es hat demnach den Anschein, daß, je tiefergehend und schwerer die Zerstörung im Larynx ist, um so kürzer auch die Atmung ohne Tubus und Kanüle frei bleibt, ferner, daß bei den Strikturen bei denen das Dekanülement — ein leidlich durchgängiger Larynx vorausgesetzt — nur für kurze Zeit gelingt, die Reparation und Tendenz zu einer soliden Narbenbildung nur eine geringe ist, daß während dieser Zeit vielmehr perichondritische und geschwürige Prozesse im Larynx fortbe-

---

[1] Da dieser Narbenverschluß kein typischer nach Intubation, sondern erst im Anschluß an die Laryngofissur entstanden ist, so wurde er hier bei den Narbenstrikturen schon abgehandelt.

stehen, und daß erst mit zunehmender fester Narbenbildung die Larynxatmung freier wird.

Für die Richtigkeit dieser Behauptung kann auch die Symptomatologie des Dekubitus angeführt werden, für den bekanntlich das immer kürzer werden der Tubus freien Intervalle und das häufige Aushusten der Tuben spricht, bis bei völliger Zerstörung eines Teiles des knorpeligen Kehlkopfskelettes, vor allem des Ringknorpels, der Tubus überhaupt nicht mehr gehalten werden kann. Jedenfalls auch ein Beweis dafür, daß der Ringknorpel für die sichere Lage des Tubus im Larynx eine nicht zu unterschätzende Rolle spielt (Bayeux, „théorie cricoïdienne").

Eine Ausnahmestellung in jeder Richtung nimmt, wie schon oben erwähnt, Fall X ein. Anfangs wurde weder Tubus noch Kanüle vertragen. Nach 83 stündiger Intubation mußte wegen unerträglicher Schmerzen im Kehlkopf und blutigen Auswurfes die Tracheotomie gemacht werden. 5 Tage darauf wurde aus dem gleichen Grunde das Dekanülement gemacht und wieder intubiert, nach weiteren 5 Tagen wieder tracheotomiert und 11 Tage darauf wieder intubiert. Noch fast einen Monat nach dem definitiven Dekanülement mußte wieder intubiert werden, bis dauernd freie Atmung erzielt wurde.

Nachdem 9 Tage nach der letzten Extubation die Atmung völlig ungehindert war, findet der Tubus bei der wegen erneuten Stenoseatmens nötigen Intubation zum erstenmal ein Hindernis im Larynx. Es könnte demnach zweifelhaft sein, ob nicht dieser Fall den nach ausschließlicher Intubation ohne sekundäre Tracheotomie enststandenen Narbenstrikturen zuzurechnen ist, mit denen seine Entstehungsart eine große Ähnlichkeit hat.

II. Narbenverschlüsse.

Bei Galatti sind alle bisher ausführlich geschilderten Narbenverschlüsse der Literatur — 15 an der Zahl — eingehend abgehandelt und tabellarisch zusammengestellt.

Aus unserem Material können wir nur einen weiteren hinzufügen (Fall XIII, Tabelle IX B.), da der zweite Narbenverschluß, wie des öfteren betont, keine typische Okklusion nach Intubation ist, sondern sich erst im Anschluß an die Laryngogofissur entwickelte (Fall XIV, Tabelle IX B.).

Unser Fall ist insofern recht bemerkenswert, als er der schwerste bisher in der Literatur bekannte ist. Die sekundäre Tracheotomie mußte vorgenommen werden, weil nach fast 600 stündiger Intubationsdauer, trotzdem wegen Dekubitus zuletzt Gelatine-Alauntuben verwendet wurden, die Dekubitalerscheinungen immer mehr zunahmen, bis endlich die Tuben überhaupt nicht mehr gehalten werden konnten und fast momentane Asphyxie eintrat.

Bei der Schwere des Druckgeschwüres war man von vornherein auf eine Narbenstriktur gefaßt, weshalb alle 2 Tage Kontrollintubationen vorgenommen wurden. 8 Tage nach dem Luftröhrenschnitt treten die ersten Stenoseerscheinungen auf, und bestehen bis zur Maserninfektion (25 Tage post tracheotomiam) fort, dabei kann aber, immer der dem Alter des Kindes entsprechende Tubus eingeführt werden. Nur 8 Tage wird wegen des schweren Verlaufes der Masern keine Kontrollintubation vorgenommen, alle dann angestellten Intubations- und Sondierungsversuche scheitern vollkommen. In der Annahme eines, wenn auch sehr engen Lumens, wird die Laryngofissur gemacht, bei der sich herausstellt, daß der ganze Respirationsschlauch — Ringknorpelgegend und oberste Trachealringe — in einen lumenlosen narbigen Strang verwandelt ist, und von dem Ringknorpel nur noch ein Teil der hinteren Platte vorhanden ist. Bei dem Fehlen jeder nur einigermaßen normalen Wandung, war an die Schaffung eines neuen Respirationskanales an dieser Stelle, durch Herausschneiden der Narbe nicht zu denken. Die Königsche Operation mit vollständiger Resektion des ganzen narbigen Stranges und Heraufziehen der Trachea, die in diesem Falle allein hätte Rettung bringen können, mußte wegen des großen ausgefallenen Stückes und der Kleinheit der Teile als undurchführbar aufgegeben werden. Nach Ablösung des Narbenstranges von der hinteren Ringknorpelplatte und Resektion desselben wurde in den so entstandenen Hohlraum von oben nach unten etwas normale Schleimhaut hineingezogen und dann der Tubus eingelegt, in der Hoffnung, daß der weiche, gerüstlose und zum größten Teile einer Schleimhautauskleidung entbehrende Kanal durch

Narbenbildung um den Tubus wieder etwas Halt bekommen und so für die Respiration wieder brauchbar werden könnte. Dieser Versuch mißlang vollkommen, so daß bald wieder totaler Narbenverschluß eintrat.

Eine gewisse Ähnlichkeit besteht mit dem Falle v. Ritters insofern, als die Okklusion auffallend schnell eintrat, nachdem 8 Tage vorher noch der dem Alter des Kindes entsprechende Tubus eingeführt werden konnte, während bei dem Falle v. Ritters schon 4 Tage nach der Tracheotomie die Intubation nicht mehr gelang. Hierher gehört auch der eine von Reich angedeutete Fall, in dem schon 6 Tage post tracheotomiam die Intubation noch leicht und mühelos gelungen war, während 4 Tage später jeder Intubations- und Sondierungsversuch mißlang. Ein sehr wesentlicher Unterschied gegen diese beiden Fälle besteht darin, daß in dem unserigen bereits 8 Tage nach der Tracheotomie eine Stenosierung leichten Grades festgestellt und infolgedessen die Behandlung schon eingeleitet war. Die kurze Unterbrechung derselben, während der Masern — für 8 Tage — genügte, um eine Okklusion herbeizuführen.

Es ist oben unter den 14 Fällen in 2 Sektionsprotokollen (cf. der Krankengeschichten der Fälle V und VIII) das Vorkommen eines falschen Weges erwähnt worden, so daß es den Anschein haben könnte, als wäre bei uns dieses Unglück öfter passiert. Ich möchte deshalb hier ausdrücklich betonen, daß wir außer diesen beiden in unserem Material nur noch über einen falschen Weg berichten können, den ich der Vollständigkeit halber hier folgen lasse.

Kind Karl W., 1 Jahr alt, aufgenommen am 2. Juni 1900 mit Diphtheria laryngis. Patient wurde zweimal intubiert, das erstemal für $8^{3}/_{4}$ Stunden, $^{1}/_{2}$ Stunde später erneute Intubation, durch die aber keine freie Atmung erzielt wird. Deshalb sofortige Tracheotomie. 12 Stunden nach der Tracheotomie Exitus. Die Sektion ergibt eine Perforation der Schleimhaut des linken sinus Morgagni, von dem aus ein Spalt sich zwischen Ring- und Schildknorpel hindurch auf der linken Seite der Trachea nach abwärts erstreckt. Die Wände desselben sind oberflächlich ulzeriert, die Umgebung zeigt keine Entzündungserscheinungen.

Im Falle V konnte schon 2 Tage nach der sekundären Tracheotomie selbst der I. Tubus nicht mehr eingeführt werden. Eine richtige Narbenstriktur konnte, wie schon oben angeführt, nach so kurzer Zeit kaum als Ursache dieses Hindernisses angenommen werden, vielmehr war offenbar der durch die Intubation geschädigte, besonders unterhalb der falschen Stimmbänder in der Ringknorpelgegend geschwürige Larynx, vom Tubusdruck befreit, derart entzündlich geschwollen und infiltriert, daß auch der I. Tubus das richtige Lumen nicht mehr finden konnte, sondern in den rechten sinus Morgagni geriet. Nunmehr wurde vom Intubator, der glaubte, das richtige Lumen gefunden zu haben, die vermeintliche Stenose forciert und der falsche Weg gemacht. Bei der zweiten Perforationsöffnung 0,7 cm unterhalb der falschen Stimmbänder an der rechten Seitenwand der Trachea könnte man zweifelhaft sein, ob sie durch gewaltsames Durchbohren der Trachealwand vom Kanal des falschen Weges aus, also von außen nach innen in die Trachea hinein gesetzt ist. Nach dem ganzen Aussehen des Präparates ist es aber wahrscheinlich, daß die rechte seitliche an den falschen Weg angrenzende Trachealwand ihrer Blutversorgung an dieser Stelle beraubt, nekrotisch geworden ist, wozu der von innen kommende Tubusdruck bei den nachfolgenden Intubationen noch beigetragen haben mag. Da der Tubus sofort entfernt wurde, zeigten sich auch keine für eine „fausse route" sprechenden klinischen Symptome. Bis zu dem erst 14 Tage später an einer Pneumonie erfolgenden Tode haben die Tuben, wie mit Sicherheit festgestellt werden konnte, richtig im Larynx gelegen, da durch eingeführte Sonden die richtige Larynxpassage wieder freigemacht und zuletzt die auf die Trachealkanäle aufstoßenden verlängerten Tuben verwendet wurden.

Im Falle VIII zeigte sich erst $1^1/_2$ Monate nach der sekundären Tracheotomie ein Widerstand im Larynx, der auch mit dem I. Tubus nicht zu überwinden war. In der Annahme einer nur leichten Stenose wurde der I. Tubus mit einiger Gewalt eingeführt. Es ist ganz unzweifelhaft, daß der bei der Sektion gefundene falsche Weg am 18. Juni bei der Forcierung der Kehlkopfpassage mit dem I. Tubus gesetzt ist. Die so geschaffene „fausse route" wurde durch die nachfolgende Einführung des II. Tubus noch erweitert und durch längeres Liegenlassen desselben über Nacht offen gehalten, so daß sich bis zum folgenden Morgen das ausgedehnte Hautemphysem ausbilden konnte. Es muß betont werden, daß die verhängnisvolle Intubation bei liegender Trachealkanüle ausgeführt wurde, da ein Fortlassen derselben um diese Zeit wegen der dann immer sehr rasch auftretenden Dyspnoë noch unmöglich war. Daher wurde auch der falsche Weg nicht sofort bemerkt, weil das Kind durch die liegende Trachealkanüle weiter Luft holen konnte, während bei Ausschaltung der Atmung durch die Trachealkanüle sofort einsetzende Erstickungsanfälle und bald stockende Atmung — nach von Bókay das kardinale Symptom bei einer „fausse route" — auf die unrichtige Lage des Tubus im Larynx aufmerksam gemacht hätten. Außerdem war der Tubus, wie die Sektion ergab, in das retrotracheale Gewebe gedrungen, so daß auch ein zweites Symptom, das auf einen falschen Weg hätte deuten können, nämlich eine schon äußerlich sicht- oder fühlbare schiefe Lage des Tubus im Stiche ließ. Ein weiteres wichtiges Symptom, nämlich die Entstehung eines ausgedehnten Hautemphysems trat, wie in den meisten derartigen Fällen, erst nach mehreren Stunden, in diesem Falle über Nacht ein. Endlich wurden blutiger Auswurf oder eine ausgedehnte Blutung, Symptome, die noch für eine schwere mechanische Verletzung hätten sprechen können, nicht beobachtet.

Von den drei falschen Wegen, die wir in unserem gesamten Intubationsmaterial bis 1905 zu verzeichnen hatten, sind zwei wie eben ausgeführt, bei der Forcierung einer verengten Larynxpassage entstanden, meines Wissens die einzigen in der Literatur bekannten Fälle dieser Art, bei denen aber auch die Anwendung von Gewalt in gewisser Hinsicht entschuldbar ist. So schreibt v. Bókay[1]), „daß bei solchen Strikturen, welche schon einen höheren Grad erreicht haben, und wo Gefahr besteht, daß dieselben zu impermeabeln Verengerungen werden, mitunter auch ein gewisser Grad von Kühnheit von seiten des Operateurs notwendig sein kann, indem derselbe eventuell bei der Einführung des Tubus zur Passage der Striktur solche Gewalt anwenden muß, welche unter normalen Verhältnissen sonst durchaus nicht erlaubt wären."

Alle hier abgehandelten 14 Narbenstenosen sind nach der auf eine lange Intubationsdauer folgenden Sekundär-Tracheo-

---

[1]) Deutsche Zeitschr. f. Chirurgie Bd. 58. 1901, S. 466.

tomie entstanden, ausgenommen vielleicht Fall X, der zwar anfangs auch sekundär tracheotomiert war, in dem aber erst 9 Tage nach Sistierung einer noch 1 Monat nach dem Dekanülement fortgesetzten Intubationsperiode das erste Hindernis im Larynx auftrat. v. Ritter meint deshalb, daß man in solchen Fällen lieber von Narbenstenosen nach sekundärer Tracheotomie, statt nach Intubation sprechen soll. Überhaupt betonen die Anhänger der unbedingten Intubation, an ihrer Spitze die Amerikaner, immer, daß die Entfernung des Tubus nach dem Luftröhrenschnitt die Hauptursache für das Auftreten der Narbenstenosen ist, da bei einem Verweilen des Tubus im Larynx eine Strikturierung nicht möglich ist. So schreibt Galatti[1]): „So lange der Tubus liegt, kann das Dekubitalgeschwür wohl an Umfang zunehmen, aber die Möglichkeit der Entwicklung einer Narbenstriktur ist erst mit dem Moment der Entfernung des Tubus gegeben." Deshalb legen die Anhänger der unbedingten Intubation auch den Hauptwert auf die Vermeidung der sekundären Tracheotomie und versuchen durch fortgesetzte Dauerintubation mit eigens zu diesem Zweck konstruierten Tuben [2]) eine Heilung des Druckgeschwüres zu erzielen. Nur im äußersten Notfalle wird von ihnen die sekundäre Tracheotomie zugestanden, so betrachten O'Dwyer und Dillon Brown die sekundäre Tracheotomie bloß in jenen Fällen für indiziert, wenn

---

[1]) Galatti, Das Intubationsgeschwür und seine Folgen, Wien 1902, S. 93.

[2]) Z. B. mit dem von O'Dwyer für die Dekubitusbehandlung angegebenen Tubus.

v. Bókay empfiehlt die schon vor ihm von O'Dwyer angegebene Intubation mit Gelatine-Alauntuben: J. v. Bókay, Neuere Beiträge zur örtlichen Behandlung der Druckgeschwüre des Kehlkopfes, Jahrb. f. Kinderheilk., 1904.

v. Ritter, Arch. f. Kinderheilk., Bd. 32, 1901, S. 56, schildert das an der Ganghofnerschen Klinik übliche Verfahren wie folgt: „Wenn nach dreimal 24 Stunden es noch nicht möglich ist, den Tubus fortzulassen, so wird noch 1- bis 2- bis 3mal für je 24—48 Stunden derselbe Tubus eingeführt. Zeigt sich nach der 3. oder 4. Extubation, daß die Stenose noch fortbesteht, so wird dann der dem Alter entsprechende Bayeuxsche Tubus eingeführt. Derselbe bleibt 3 Tage liegen. Kann auch dieser Tubus nach 3 Tagen noch nicht dauernd weggelassen werden, so wird, wenn die räumlichen Verhältnisse im Larynx es ermöglichen, der nächst kleinere Tubus von Bayeux für 5 Tage inseriert und dieses Verfahren bis zur endgültigen Detubage mehrmals wiederholt."

infolge von Druckgeschwüren der Ringknorpel in vollem Um-
fange zerstört ist[1]). Unsere Fälle XII und XIV zeigen wie
langwierig und nicht einmal immer zu einem sicheren Erfolg
führend die Behandlung einer derart schweren Schädigung ist.
Außerdem ist auch, wenn nach völligem Zugrundegehen des
knorpeligen Skeletts des Ringknorpels ein Kehlkopfverschluß
entstanden ist, die Prognose eines solchen besonders ungünstig,
„da, wie auch O'Dwyer betont, in diesen Fällen keine Hoffnung vorhanden ist, daß die Kranken jemals wieder von ihrer
Kanüle befreit werden"[2]), wofür unser Fall (XIII) schwerer
Okklusion ein beredtes Beispiel ist.

In Anbetracht dieser Verhältnisse halten wir es nicht für
gerechtfertigt, erst eine so schwere Läsion des Kehlkopfes ab-
zuwarten, da man eben nie wissen kann, was für eine Ausdehnung das Dekubitalgeschwür unter fortgesetzter Dauerintubation annehmen kann; wir legen daher auch nicht den Hauptwert auf die tunlichste Vermeidung der sekundären Tracheotomie, sondern auf die möglichste Verhütung eines schweren
Dekubitalgeschwüres.

Unsere Stellungnahme zur sekundären Tracheotomie wegen
Dekubitus — nur diese soll hier erörtert werden — ist demnach folgende. Es wird nicht nach einem bestimmten von
vornherein festgesetzten Termin tracheotomiert, sondern erst
dann, wenn deutliche Symptome für einen Dekubitus sprechen,
weil wir gleich den Anhängern der unbedingten Intubation
der Ansicht sind, daß das Auftreten der Dekubitalgeschwüre
an keine bestimmte Intubationsdauer gebunden ist. Wenn aber
ein deutlich nachweisbares Druckgeschwür vorhanden ist und
und die für Dekubitus sprechenden Symptome bei weiterer Intubation eher zu- als abnehmen, so zögern wir nicht länger mit
der sekundären Tracheotomie. Wir gehen dabei von dem Ge-
sichtspunkte aus, daß bei weiter fortgesetzter Intubation durch
das Fortwirken derselben Schädlichkeit derartig schwere Zerstörungen wie die des knorpeligen Gerüstes eines Teiles des
Kehlkopfes zustande kommen können, bis die Intubation ver-
sagt und doch noch sekundär tracheotomiert werden muß.
Dann ist bei der Heilung einer so tiefgreifenden Schädigung

---

[1]) Zitiert nach v. Bókay, Deutsche Zeitschr. f. Chirurgie, Bd. 58, S. 465.
[2]) Zitiert nach v. Bókay, Deutsche Zeitschr. f. Chirurgie, Bd. 58, S. 464.

die Verhinderung einer Narbenstriktur eine äußerst mühsame;
schon ganz kurze Intubationspausen genügen dann, wie in
unserem Fall XIII, um zu einem Narbenverschluß zu führen,
der, wie oben ausgeführt, in solchen Fällen prognostisch durchaus ungünstig ist. Auch nimmt die Reparation eine lange
Zeit in Anspruch bis dieser haltlose Teil des Respirationstraktus wieder die für die Respiration nötige Stabilität er-
langt hat.

Nach der sekundären Tracheotomie — wegen Dekubitus
— beginnen wir schon 2—3 Tage mit an jedem zweiten Tage
bis zum Gelingen des Dekanülements fortgesetzten Kontrollintubationen.

Während O'Dwyer die Entstehungsmöglichkeit einer narbigen
Verengerung innerhalb 6 Wochen nicht für wahrscheinlich erklärt, nimmt v. Bókay 3 Wochen als Entwicklungsdauer bis zum
Evidentwerden einer narbigen Kontraktur an, beginnt aber schon
eine Woche nach der Tracheotomie mit der Kontrollintubation.
Nach den zuletzt veröffentlichten Fällen, einschließlich der
unserigen, können die ersten Stenoseerscheinungen schon wenige
Tage nach der sekundären Tracheotomie auftreten, wir können
daher nicht dringend genug empfehlen, so bald wie möglich
nach dem Luftröhrenschnitt mit der Kontrollintubation zu beginnen, ein Verfahren, wie es schon seit längerer Zeit auch an
der v. Rankeschen Klinik[1]) geübt wird.

Was das Dekanülement und die sekundäre Dauerintubation
betrifft, so führt v. Bókay[2]), „sobald er das Auftreten einer
narbigen Verengerung vermutet, mittelst sekundärer Intubation
möglichst bald das Dekanülement durch“. Dagegen versucht
v. Ranke[1]) schon vom 3. Tage ab in jedem Falle das Dekanülement zu erzwingen. Nach diesem Autor ist „die Ursache
der Narbenstenose nicht sowohl das ursprüngliche Druckgeschwür,
sondern vielmehr die dauernde Ausschaltung des Kehlkopfes
aus der Atmung nach der Tracheotomie durch die Trachealkanüle, weil der erweiternde und ausdehnende Einfluß des Luft-
stromes für den Kehlkopf dabei völlig verloren geht und eben

---

[1]) v. Ranke, Zur Verhütung der nach Intubation und sekundärer
Tracheotomie zuweilen sich einstellenden Kehlkopfstenosen. Münch.
med. Wochenschr., 1905, S. 2009.

[2]) l. c. S. 465.

dadurch Gelegenheit zu stenosierender Vernarbung geschaffen wird".

v. Ritter macht diesem Verfahren nicht ganz mit Unrecht den Vorwurf eines Widerspruches. Solange das Dekanülement bei ausgedehntem Tubendekubitus nicht gelingt, ist dies nach unseren Erfahrungen zumeist ein Zeichen dafür, daß der geschwürige Prozeß noch nicht in Heilung übergegangen ist. Es wäre daher unlogisch, in solchem Falle rasch wieder zur Dauerintubation zu greifen. Damit wird der Zweck der sekundären Tracheotomie, den Larynx vom Tubendruck zu befreien, zum größten Teile wieder illusorisch. Abgesehen davon ist in allen unseren Fällen ein so frühes Dekanülement stets mißlungen, eben weil ein schweres Dekubitalgeschwür in so kurzer Zeit noch nicht hinreichend zur Heilung kommen kann.

Ich glaube, daß dieser Vorwurf dem bei uns geübten Verfahren nicht gemacht werden kann. Wir wollen durch die sekundäre Tracheotomie das Druckgeschwür schonen und durch Fortfall des schädlichen Tubendruckes eine Heilung herbeiführen. Wir lassen deshalb den Tubus anfangs bei den Kontrollintubationen nur wenige Stunden liegen (3 bis 4), ungefähr so lange, wie in jedem einzelnen Falle nötig ist, um das Auftreten einer Striktur zu verhindern, oder, wenn eine solche im Gange ist, sie beherrschen zu können.

Ist durch die Kontrollintubationen eine beginnende Striktur auf dem Boden eines Dekubitalgeschwüres festgestellt, so ist bei einer Durchgängigkeit wenigstens noch für die kleinste Tubusnummer die Dilatation durch systematische Intubation die gegebene. Wir verfahren dann, wie soeben geschildert. Erst mit zunehmender Vernarbung und Heilung des Druckgeschwüres intubieren wir für längere Zeit bis zu mehreren Tagen, weil man in diesem Stadium mit der Dauerintubation eine sicherere Dilatation erreicht und wie unser Fall narbiger Okklusion zeigt, schon kurze Intubationspausen genügen, eine bedenkliche Verengerung zustande kommen zu lassen. Außerdem ist mit zunehmender Heilung die Toleranz des Larynx gegen den Tubus eine größere und wird bei endgültiger Vernarbung eine fast unbegrenzte.

Wenn die Striktur auch für den kleinsten Tubus nicht mehr durchgängig ist, so kommt alles darauf an, sobald wie möglich festzustellen, ob die Stenosierung noch permeabel ist. Man wird gut tun, nicht sofort eine Forcierung der Passage mit dem Tubus zu versuchen, um falsche Wege, wie wir sie 2mal bei dieser Gelegenheit sahen, zu vermeiden. Vielmehr wird man sich erst durch Sondierungen vom Munde oder von der Tracheotomiewunde aus über die Durchgängigkeit und die Weite des noch vorhandenen Lumens ein Bild zu machen suchen.

Bei Undurchgängigkeit für den I. Tubus, aber doch nicht gar zu engem Lumen haben wir von der Dilatation durch Sonden und Bougies gute Erfolge gesehen. Hat man mit ihnen die Stenose soweit dilatiert, daß der I. Tubus eingeführt werden kann, so tritt die systematische Intubation wieder in ihr Recht.

Aber auch die Sonden- und Bougiebehandlung ist vor allem bei sehr engem oder nicht ganz zentral sitzendem Lumen nicht immer leicht. In diesen Fällen ist die bei uns an 3 Fällen geübte Dilatation mit der „Sonde ohne Ende" zweifellos die geeignetste. Man braucht nicht jedesmal erst unter vieler Mühe das enge Lumen zu suchen und ist sicher, daß in dem Zwischenraum zwischen 2 Sondierungen das Lumen nicht ganz zuheilen kann. War in solch einem Falle die Sondierung endlich erfolgreich, so wird mit der Sonde ein Seidenfaden durch die stenosierte Stelle geführt, dessen zum Munde und zur Tracheotomiewunde hinausgeleitete Enden geknüpft werden. Durch Annähen oder Anknüpfen zuerst von mehreren Seidenfäden, dann von schmalen Bändchen, endlich von immer dickeren Gazedochten und Durchziehen derselben an der „Sonde ohne Ende" durch die stenosierte Stelle, eventuell mit längerem Liegenlassen derselben, erzielt man eine äußerst schonende und sichere Dilatation bis zu einer Weite, daß die Bougie- und Sondenbehandlung aufgenommen werden kann.

Ist die Stenose erst impermeabel geworden, so kann nur von der Laryngofissur oder der Königschen Operation[1]) ein Erfolg erwartet werden.

Was das Zustandekommen dieser Narbenverschlüsse betrifft, so müssen wir v. Bókay[2]) beipflichten, wenn er sagt:

---

[1]) Pels-Leusden Fr., Die operative Beseitigung der Intubationsstenosen des Larynx und der Trachea bei Kindern. Jahrb. f. Kinderheilk., Bd. 55, 1902.

[2]) J. v. Bókay, Deutsche Zeitschr. f. Chirurgie, Bd. 58, S. 465.

„impermeable Strikturen bezw. narbige Verschlüsse brauchen und dürfen nicht vorkommen, ja, ich wage es zu behaupten, daß deren Auftreten durch entsprechendes Vorgehen völlig unmöglich gemacht werden kann.‘‘

Für die Richtigkeit dieses Satzes sprechen auch unsere an 14 Fällen gemachten Erfahrungen, von denen es nur bei dem einen zu einer Okklusion kam, weil wegen schwerer sekundärer Maserninfektion die Intubation für 8 Tage unterbrochen werden mußte. Ähnlich kam es in dem Falle v. Ritters zu einem Narbenverschluß, bei dem wegen der Annahme eines sich vergrößernden und nach innen vorwölbenden perichondritischen Abszesses die Forcierung der Larynxpassage unterlassen wurde.

In der fast 10jährigen Intubationsperiode von 1892 bis 1901 (inkl.) mit 988 Operierten (ohne die primär Tracheotomierten) haben wir nur die beiden hier nicht behandelten Narbenstenosen zu verzeichnen gehabt $= 0{,}2\,^0/_0$, trotzdem wir in diesem Zeitraum 151mal sekundär tracheotomiert haben. Dabei wurde auch damals nicht schematisch nach einem ganz bestimmten Termin, sondern erst dann tracheotomiert, wenn nach 5 bis 6tägiger Intubation die Stenoseerscheinungen nicht abnahmen, und sofort nach der Extubation wieder einsetzende, anhaltende Dyspnoë auftrat. Aber der Verlauf der meisten Fälle war in diesen Jahren überhaupt ein sehr viel leichterer, so daß wir eine Reihe von Fällen mit über 200, sogar über 300stündiger Intubation ohne sekundäre Tracheotomie zur Heilung bringen konnten.

Anders in den Jahren 1902 bis 1905, in denen, wie wir gesehen haben, eine hohe Diphtheriemortalität am Leipziger Kinderkrankenhause bestand. In diesem 4jährigen Zeitraum finden wir auf 551 Operierte (ohne die primär Tracheotomierten) mit 196 Sekundärtracheotomien 14 Narbenstenosen $= 2{,}5\,^0/_0$, allerdings unter Einrechnung auch der leichtesten Fälle. Die hohe Zahl der sekundären Tracheotomien in diesen Jahren erklärt sich daraus, daß wegen der Schwere der Diphtherie in verzweifelten Fällen oft schon nach wenigen Stunden sekundär tracheotomiert werden mußte. Dagegen wurde die Indikation der sekundären Tracheotomie wegen Dekubitus, wie die hier abgehandelten 14 Fälle zeigen, eher verschärft, indem nur bei Bestehen eines schweren Druckgeschwüres aus dieser Indikation der Luftröhrenschnitt gemacht wurde.

Jedenfalls getraue ich mich, gestützt auf die Erfahrungen aus der Intubationsperiode bis 1901, mit rund 1000 Intubationen zu behaupten, daß die sekundäre Tracheotomie nicht so verwerflich ist, wie die Anhänger der unbedingten Intubation uns immer glauben machen wollen, sie wird vielmehr erst dann gefährlich, wenn durch fortgesetzte Intubation trotz bestehenden Dekubitus oder infolge des bei der Schwere des Diphtheriemateriales leichteren Entstehens tiefer Druckgeschwüre die schwersten Zerstörungen im Larynx gesetzt sind. Dann allerdings — das muß den unbedingten Intubatoren zugestanden werden — ist eine sekundäre Tracheotomie, wie oben angeführt, äußerst bedenklich.

Es scheint unter diesen Verhältnissen doch wohl richtiger zu sein, den Hauptwert auf die Vermeidung eines gar zu schlimmen Druckgeschwüres zu legen und lieber rechtzeitig die sekundäre Tracheotomie zu machen, sobald man einen Dekubitus festgestellt hat, statt die Dauerintubation bis zur Zerstörung des knorpeligen Kehlkopfgerüstes fortzusetzen, vor allem, wenn man, wie wir in den letzten Jahren, mit einem besonders schweren Diphtheriematerial zu tun hat.

Zum Schluß sei mir gestattet, an dieser Stelle Herrn Geh. Medizinalrat Prof. Dr. Soltmann für die Anregung zu dieser Arbeit und die liebenswürdige Überlassung des Materiales meinen besten Dank auszusprechen.

Literatur.

1. v. Bókay, J., Neuere Beiträge zur örtlichen Behandlung der Druckgeschwüre des Kehlkopfes. Jahrb. f. Kinderheilk. 1904.

2. v. Bókay, J., Über das Intubationstrauma. Deutsche Zeitschr. f. Chirurgie. Bd. 58. 1901.

3. Carstens, A., Über das Verfahren der Intubation bei der diphtherischen Kehlkopfstenose. Jahrb. f. Kinderheilk. Bd. 38. 1894.

4. Galatti, D., Über Narbenstenosen nach Intubation. Jahrb. f. Kinderheilk. Bd. 42. 1896.

5. Galatti, D., Das Intubationsgeschwür u. seine Folgen. Wien 1902

6. Heubner, Lehrbuch der Kinderheilk. Bd. I. 1906. II. Aufl.

7. Pels-Leusden, Fr., Die operative Beseitigung der Intubationsstenosen des Larynx und der Trachea bei Kindern. Jahrb. f. Kinderheilk. Bd. 55. 1902.

8. v. Ranke, Zur Verhütung der nach Intubation und sekundärer Tracheotomie zuweilen sich entwickelnden Kehlkopfstenosen. Münch. med. Wochenschr. 1905. Nr. 42.

9. Rahn, Tracheotomie und Intubation als Stenose-Operationen bei Diphtherie. Jahrb. f. Kinderheilk. Bd. 55. 1902.

10. Reich, P., 15 Jahre Intubation. Erfahrungen und Beobachtungen aus der Königl. Univ.-Kinderklinik in München. Jahrb. f. Kinderheilk. 1907. Heft 3 u. 4.

11. v. Ritter, G., Zur Kenntnis der Atresia laryngis post Intubationionem. Arch. f. Kinderheilk. Bd. 32. 1901.

12. Thümer, C. A., Zur Behandlung der diphtherischen Stenosen, Jahrb. f. Kinderheilk. Bd. 59. 1904.

13. Verhandlungen der XVIII. Versammlung der Gesellschaft für Kinderheilkunde in Hamburg 1901.

14. Zuppinger, C., Zur Kenntnis des Intubationstraumas. Jahrb. f. Kinderheilk. 1906. Heft 3.